中医历代名家学术研究丛书

主编 潘桂娟

张立平 编著

陆懋修

Academic Research Series of Famous
Doctors of Traditional Chinese
Medicine through the Ages

"十三五"国家重点图书出版规划项目

U0272648

中国中医药出版社

·北 京·

图书在版编目（CIP）数据

中医历代名家学术研究丛书 . 陆懋修 / 潘桂娟主编；张立平编著 .—北京：中国中医药出版社，2017.9

ISBN 978-7-5132-1658-6

Ⅰ . ①中… Ⅱ . ①潘… ②张… Ⅲ . ①伤寒（中医）—临床医学—经验—中国—清后期 ②温病—临床医学—经验—中国—清后期 Ⅳ . ① R249.1 ② R254

中国版本图书馆 CIP 数据核字（2013）第 291469 号

中国中医药出版社出版

北京市朝阳区北三环东路 28 号易亨大厦 16 层

邮政编码　100013

传真　010 64405750

河北新华第二印刷有限责任公司印刷

各地新华书店经销

开本 880×1230　1/32　印张 6.5　字数 166 千字

2017 年 9 月第 1 版　2017 年 9 月第 1 次印刷

书号　ISBN 978 – 7 – 5132 – 1658 – 6

定价　45.00 元

网址　www.cptcm.com

社 长 热 线　010–64405720

购 书 热 线　010–89535836

侵 权 打 假　010–64405753

微信服务号　zgzyycbs

微商城网址　https://kdt.im/LIdUGr

官 方 微 博　http://e.weibo.com/cptcm

天猫旗舰店网址　https://zgzyycbs.tmall.com

如有印装质量问题请与本社出版部联系（010 64405510）

项目来源及国家重点图书出版计划

2005 年度国家"973"计划课题"中医理论体系框架结构与内涵研究"（编号：2005CB532503）

2009 年度科技部基础性工作专项重点项目"中医药古籍与方志的文献整理"（编号：2009FY120300）子课题"古代医家学术思想与诊疗经验研究"

2013 年度国家"973"计划项目"中医理论体系框架结构研究"（编号：2013CB532000）

国家中医药管理局重点研究室"中医理论体系结构与内涵研究室"建设规划

"十三五"国家重点图书、音像、电子出版物出版规划（医药卫生）

前言

中医理论肇始于《黄帝内经》《难经》，本草学探源于《神农本草经》，辨证论治及方剂学发轫于《伤寒杂病论》。在此基础上，历代医家结合自身的思考与实践，提出独具特色的真知灼见，不断革故鼎新，充实完善，使得中医药学具有系统的知识体系结构、丰富的原创理论内涵、显著的临床诊治疗效、深邃的中国哲学背景和特有的话语表达方式。历代医家本身就是"活"的学术载体，他们刻意研精，探微索隐，华叶递荣，日新其用。因此，中医药学发展的历史进程，始终呈现出一派继承不泥古、发扬不离宗的繁荣景象。

中国中医科学院中医基础理论研究所，自 2008 年起相继依托 2005 年度国家"973"计划课题"中医学理论体系框架结构与内涵研究"、2009 年度科技部基础性工作专项重点项目"中医药古籍与方志的文献整理"子课题"古代医家学术思想与诊疗经验研究"、2013 年度国家"973"计划项目"中医理论体系框架结构研究"，以及国家中医药管理局重点研究室"中医理论体系结构与内涵研究室"建设规划，联合北京中医药大学等 16 所高等院校及科研和医疗机构的专家、学者，选取历代具有代表性或学术特色突出的医家，系统地阐释与解析其代表性学术思想和诊疗经验，旨在发掘与传承、丰富与完善中医理论体系，为提升中医师理论水平和临床实践能力和水平提供参考和借鉴。本套丛书即是此系列研究阶段性成果总结而成。

综观历史，凡能称之为"大医"者，大都博览群书，学问淹博赅洽，集百家之言，成一家之长。因此，我们以每位医家独立成书，尽可能尊重原著，进行总结、提炼和阐发。此外，本丛书的另一个特点是，将医家特色学术观点与临床实践相印证，尽可能选择一些典型医案，用以说明理论的实践价值，便于临床施用。本丛书现已列入《"十三五"国家重点图书、音像、电子出版物出版规划》中的"医药卫生"重点图书出版计划，并将于"十三五"期间完成此项出版计划，拟收载历代 102 名中医名家，总字数约 1600 万。

丛书各分册作者，有中医基础学科和临床学科的资深专家、国家及行业重点学科带头人，也有中青年教师、科研人员和临床医师中的学术骨干，分别来自全国高等中医院校、科研机构和临床单位。从学科分布来看，涉及中医基础理论、中医各家学说、中医医史文献、中医经典及中医临床基础、中医临床各学科。全体作者以对中医药事业的拳拳之心，共同努力和无私奉献，历经数年成就了这份艰巨的工作，以实际行动切实履行了传承、运用、发展中医药学术的重大使命。

在完成上述科研项目及丛书撰写、统稿与审订的过程中，研究团队暨编委会和审订委员会全体成员，精益求精之心始终如一。在上述科研项目负责人、丛书总主编、中国中医科学院中医基础理论研究所潘桂娟研究员主持下，由常务副主编张宇鹏副研究员、陈曦副研究员及各分题负责人——翟双庆教授、刘桂荣教授、郑洪新教授、邢玉瑞教授、钱会南教授、马淑然教授、文颖娟教授、陆翔教授、杨卫彬研究员、崔为教授、柳亚平副教授、江泳副教授、王静波博士等，以及医史文献专家张效霞副教授，分别承担或参与了团队的组织和协调，课题任务书和丛书编写体例的起草、修订和具体组织实施，各单位课题研究任务的落实和分册文稿编写和审订等工作。编委会还多次组织工作会议和继续教育项目培训，组织审订委员会专家复审和修订；最终由总主编逐册复审、修订、统稿并组织作者再次修订各分册文稿。自2015年6月开始，编委会将丛书各分册文稿陆续提交中国中医药出版社，拟于2019年12月之前按计划完成本套丛书的出版。

2016年3月，国家中医药管理局颁布了《关于加强中医理论传承创新的若干意见》，指出"加强对传承脉络清晰、理论特色鲜明的古代医家的学术思想研究，深入研究中医对生命、健康与疾病认知理论，系统总结中医养生保健、防病治病理论精华，提升中医理论指导临床实践和产品研发的能力，切实传承中医生命观、健康观、疾病观和预防治疗观"。上述项目研究及丛书的编写，是研究团队对国家层面"加强中医理论传承与创新"号召的积极响应，体现了当代中医学人敢于担当的勇气和矢志不渝的追求！通过此项全国协作的系统工程，凝聚了中医医史、文献、理论、临床研究的专门人才，培育了一支专业化的学术队伍。

在此衷心感谢中国中医科学院及其所属中医基础理论

研究所、中医药信息研究所、研究生院，以及北京中医药大学、陕西中医药大学、山东中医药大学、云南中医学院、安徽中医药大学、辽宁中医药大学、浙江中医药大学、成都中医药大学、湖南中医药大学、长春中医药大学、黑龙江中医药大学、南京中医药大学、河北中医学院、贵阳中医药大学、中日友好医院等16家科研、教学、医疗单位，对此项工作的大力支持！衷心感谢中国中医药出版社有关领导及华中健编审、伊丽萦博士及全体编校人员对丛书编写及出版的大力支持！

本丛书即将付梓之际，百余名作者感慨万千！希望广大读者透过本丛书，能够概要纵览中医药学术发展之历史脉络，撷取中医理论之精华，传承千载临床之经验，为中医药学术的振兴和人类卫生保健事业做出应有的贡献！

由于种种原因，书中难免有疏漏之处，敬请读者不吝批评指正，以促进本丛书不断修订和完善，共同推进中医药学术的继承与发扬！

《中医历代名家学术研究丛书》编委会

2016 年 9 月

凡例

一、本套丛书选取的医家，均为历代具有代表性或特色学术思想与临床经验的名家，包括汉代至晋唐医家 6 名、宋金元医家 18 名、明代医家 25 名、清代医家 46 名、民国医家 7 名，总计 102 名。每位医家独立成册，旨在对医家学术思想与诊疗经验等内容进行较为详尽的总结阐发，并进行精要论述。

二、丛书的编写，本着历史、文献、理论研究有机结合的原则，全面解读、系统梳理和深入研究医家原著，适当参考古今有关该医家的各类文献资料，对医家学术思想和诊疗经验，加以发掘、梳理、提炼、升华、概括，将其中具有理论意义、实践价值的独特内容阐发出来。

三、丛书在总体框架上，要求结构合理、层次清晰；在内容阐述上，要求概念正确、表述规范，持论公允、论证充分，观点明确、言之有据；在分册体量上，鉴于每个医家的具体情况不同，总体要求控制在 10 万～20 万字。

四、丛书每一分册的正文结构，分为"生平概述""著作简介""学术思想""临证经验"与"后世影响"五个独立的内容范畴。各分册将拟论述的内容按照逻辑与次序，分门别类地纳入以上五个内容范畴之中。

五、"生平概述"部分，主要包括医家姓名字号、生卒年代、籍贯等基本信息，时代背景、从医经历以及相关问题的考辨等。

六、"著作简介"部分，逐一介绍医家的著作名称（包括现存、已经亡佚又经后人辑复的著作）、卷数、成书年代、主要内容、学术价值等。

七、"学术思想"部分，分为"学术渊源"与"学术特色"两部分进行论述。前者重在阐述医家之家传、师承、私淑（中医经典或前代医家思想对其影响）关系，重点发掘医家学术思想的历史传承与学术渊源；后者主要从独特的学术见解、学术成就、学术特点等方面，总结医家的主要学术思想特色。

八、"临证经验"部分，重点考察和论述医家学术著作中的医案、医论、医话，并有选择地收集历代杂文笔记、地方志等材料，从中提炼整理医家临床诊疗的思路与特色，发掘、总结其独到的诊治方法。此外，还根据医家不同情况，以适当方式选录部分反映医家学术思想与临证特色的医案。

九、"后世影响"部分，主要包括"学术影响与历代评价""学派传承（学术传承）""后世发挥"和"国外流传"等内容。其中，对医家的总体评价，重视和体现学术界共识和主流观点，在此基础上，有理有据地阐明新见解。

十、附以"参考文献"，标示引用著作名称及版本。同时，分册编写过程中涉及的期刊与学位论文，以及未经引用但能体现一定研究水准的期刊与学位论文也一并列出，以充分体现对该医家研究的整体状况。

十一、附以丛书全部医家名录，依照年代时间先后排列，以便查检。

十二、丛书正文标点符号使用，依据《中华人民共和国国家标准标点符号用法》(GB/T 15834–2011)。医家原书中出现的俗字、异体字等一律改为简化正体字，个别不能对应简化字的繁体字酌予保留。

《中医历代名家学术研究丛书》编委会

2016 年 9 月

内容提要

　　陆懋修，字九芝，又名勉旃，号江左下工，又号林屋山人，生于清嘉庆二十三年（1818），卒于清光绪十二年（1886），江苏元和县人，清代后期著名医家。著有医学著作6种，重订医书4种，合为《世补斋医书》前后集。陆懋修承家学并得王朴庄之真传，阐释《内经》奥义，发扬仲景伤寒之学，发挥运气学说，阐释阳明温病理论，辨别温病、瘟疫，重定医书，对后世产生了一定的影响。其临证诊疗，每以《内经》之理为据，以仲景之论为法，具有一定的创新性。本书内容包括陆懋修的生平概述、著作简介、学术思想、临证经验、后世影响等。

陆懋修，江苏元和县人，清代后期著名医家。著有医学著作6种，重订医书4种，合为《世补斋医书》前后集。陆懋修学宗《内经》《伤寒论》，更承家学，并得王朴庄之真传，其临证诊疗，每以《内经》之理为据，以仲景之论为法，具有一定的创新性。

笔者以陆懋修的名、字、号、著作名称及相关学术观点等为主题和检索词，对近现代相关文献进行检索，筛选出期刊论文86篇，其中有32篇为专题论文；未见学位论文与研究专著。梳理发现，内容集中在：①对于运气学说的继承与发展，主要围绕其对于《内经》运气病证及其对大司天理论的阐述，而对于其运气学术思想与王朴庄之间密切的渊源关系鲜有关注；②对陆懋修提出的温病包括在伤寒中，"在太阳为伤寒，在阳明为温热"的观点，在寒温之争的框架下进行或正或反面的评论和阐发，而在临证层面去挖掘其实用价值者较少，对其从阳明论治温病的特色揭示亦显不足；③从原文之义、主治症状分析及方解对"不谢方"逐一释评，对学习、把握其方多有助益，但尚无分门别类梳理、综合分析其组方用药特点者；④陆懋修没有医案著作，仅有少数相关记载散落其书序、跋及文论中，少有进行辑录并研究其诊疗规律者；⑤陆懋修的大司天理论与阳明温病说，在民国及至当代有着一定的影响，有待深入考察。

在以上文献调研及对陆懋修医学著作系统研读的基础上，本次研究对其学术思想和诊疗经验进行了全面、系统的整理，以期能够把握其学术创新的思路和方法，促进其传承与临床应用。以此为出发点，本书依照丛书体例，从生平、著作、学术思想、临证经验和后世影响五部分内容展开。

陆懋修《世补斋医书》前集为明理之论，后集以校订医书为主，是本次研究的基础文献。为方便读者检阅，采用 2010 年台湾五洲出版社出版的《世补斋医书全集》、1999年中国中医药出版社出版王璟主编的《陆懋修医学全书》〔该本以清光绪十年甲申（1884）刻本为底本，收录了前集的内容，是目前通行版本〕为引用本。另外，本书也参考了清光绪十二年丙戌（1886）山左书局刻本为参考本。

需要说明的是，一些医家每执一说，时常会有所偏重，甚或执此失彼；抑或在补偏救弊之际，矫枉过正，有偏颇甚或谬误之论。但是，瑕不掩瑜，关键在于我们如何站在历史的角度，如实地阐明医家学术的本来面貌，客观地评价其学术特点，汲取其精华。这种体会和感悟，一直贯穿于笔者对陆懋修学术思想研究的整个过程之中。陆懋修个性中有偏执的一面，如他视一些医家尤其是后世温病学家的创见为离经叛道的异端邪说，予以强烈的抨击。本文对此不作回避和粉饰，希望我辈可引以为戒，在研读和表述医家学术思想时，尽量做到"毋意，毋必，毋固，毋我"。

在此，对参考文献的作者及支持本项研究的各位同仁，表示衷心的感谢！

中国中医科学院中医基础理论研究所　张立平

2015 年 6 月

目录

陆懋修

生平概述

陆懋修，字九芝，又名勉旃，号江左下工，又号林屋山人，生于清嘉庆二十三年（1818），卒于清光绪十二年（1886），江苏元和县人，清代后期著名医家。著有医学著作 6 种，重订医书 4 种，合为《世补斋医书》前后集。陆懋修学宗《内经》《伤寒》，更承家学，并得王朴庄之真传，阐释《内经》奥义，发扬仲景伤寒之学，发挥运气学说，阐释阳明温病理论，辨别温病、瘟疫，重定医书，对后世产生了一定的影响。

一、时代背景

（一）社会背景

陆懋修生活在晚清时期，彼时中国正遭受内忧外患的困境。受社会环境影响，一些以儒学为业而又仕途不顺的世家，慢慢开始没落。有的因生活所迫，不得不另谋生计，儒而医者并不乏见。陆懋修便是其中一员。

在咸丰时期，陆懋修生活的江苏，正是太平天国运动兴起、发展之地。太平军与清军相争，战乱频频，民生凋敝。陆懋修此时正值中年，在孜孜求仕的路上并不顺遂，又逢战乱，客居黎里，遂弃儒而医以谋生计；后又因太平军北进，避乱而迁徙至上海以医为业。

社会环境的不利因素，并没影响中医临床和学术的蓬勃发展，尤其是清代中叶兴起的温病学派及温病时方，至陆懋修时仍十分盛行，大有盖过经方之势。尊《经》崇《论》、颇为保守的陆懋修对此很是不满，它一面针砭"一遇温热病，无不力辟（避）伤寒方"及在温病治疗过程中固守传变之论处处"防病"的时弊，一面批驳温病学派的学术观点，成为寒温之争的推波助澜者，也成为"以寒统温"的代表人物。

（二）家族背景

陆懋修的家族世代业儒，人才辈出。陆懋修六世祖先陆肯堂，在康熙二十四年（1685）礼部会试时考中会元，殿试时中状元，谓"会状联元"，时年 35 岁。其后，在翰林院任职修撰、侍读。陆肯堂长子陆秉鉴、陆赐书均考取了进士。陆赐书一支，子陆元鼎、孙陆企曾、曾孙陆文三代仍业儒，却未曾在功名、仕途上有所成就。第五代陆懋修之父陆嵩（字希孙，又字听之，号方山），后以廪生的资格被选拔为贡生，及所谓"廪贡生"。其后，曾任溧阳、金坛（今常州）教谕，升镇江府学训导。陆嵩以词章名于时，著有《意苕山馆诗稿》16 卷，及《续集》1 卷，《古文》2 卷，存诗 1200 首，是清代著名诗人。

陆懋修幼承家学，初也以儒学为业，师从其父之门弟子、一代名流袁雪斋。陆懋修能诗，著有《岭上白云集》12 卷、《窳翁文钞》4 卷（未见）。其妻子程氏亦能诗，并工于楷书。道光间，陆懋修夫妇随父寓居镇江。道光二十一年（1841）五月，子陆润庠出生。陆润庠天资聪明，工于儒学，同治十三年（1874）中状元，陆氏一门再次以儒显。

陆懋修多次参加科举考试，但仅考中元和县廪生。咸丰三年（1853）考授恩贡生，候选直隶州州判。光绪二十五年《黎里续志·卷十一·寓贤传》谓："博学能文章，兼通医理。七试省闱不得志，遂专力于医。"《清史稿》中有其传记。

二、从医经历

（一）传承儒医

陆懋修祖父陆文，以理学名世，亦精于医，开陆家通医学之先。陆懋修在《世补斋医书》第十六卷"述先"一文中谓其"尝客游河洛，所至以医学见知于当道钜工"，并记载了其治疗时疫的事迹："道光二年壬午家居，值天行时疫，曾制一方以活人。其证吐泻腹痛，脚麻转筋，一泄之后大肉暴脱，毙者不可胜数。维时我苏大医，如徐炳南、曹仁伯诸公，金谓脾主四肢，司肌肉，今病肉脱，显然脾病，法当补土。而参、术并投迄无一效。先祖曰：此属脾败，补土是矣。然土之败也，木贼之；木之旺也，风动之。《洪范》云：木曰曲直。左氏《传》云：风淫末疾。肢麻末疾之征，转筋即曲直之象，本岁木运太过，风气流行，而后脾土受邪，故补土必先平肝，欲平肝必先定风。风定而后以脾药继之，庶可及救。若补土，无近功，非救急法。然定风之药如钩藤、天麻辈，亦未必能奏效。乃取《金匮》方中蜘蛛散一法，以蜘蛛、肉桂二物锉为散。盖谓蜘蛛临风结网，长于定风，炙焦则微变其寒性为温，有开散之力。佐以肉桂，木得桂而枯，使风先息而木自平，然后以本年运气应用之药另制汤液。此方一出，投无不利。徐、曹二公奇之，登门索方，畀①之而去。由此风行，全获无算。"

陆懋修之父陆嵩（1791—1860），继承其父陆文的儒医传统，颇有医名，著有《医门辨证引方》2卷。另外，从妻祖父王朴庄处得到明代名医易大良、卢复、孙一奎的医案，参以坊间刊本，辑录成《易卢孙三家医书》。陆懋修在《世补斋医书·文·第十六卷·述先》中记述道："我先人方山府君，以经学词章名于时，于大父②医学尤得心传大旨。"并举其治验四则。

陆懋修秉承家学，有很深的儒学功底，在屡试不第后更专心致力于医。其博览群书，对于中医经典《内经》《伤寒》的研究颇有心得，更受到其外

---

① 畀（bì 必）：给予。

② 大父：祖父。

曾祖王朴庄医学思想的巨大影响，在医学上的成就远超其先辈。正如陆懋修自己所说："余之私淑于公久矣"。其所著《世补斋医书》与王朴庄医学思想的传承脉络，清晰可见，如在学术上主张"以寒统温"、以气化论伤寒、以阳明辨温病及"大司天"论，皆与王朴庄有着直接的渊源关系。

（二）弃儒从医

陆懋修早年业儒之时，即兼通医学。但其真正的从医之路，则是从屡试不第、家道中落的中年时代开始的。将有限的文献记载串联起来，可以寻得其些许足迹。

道光辛丑（1841），在镇江府学学舍，子陆润庠出生；咸丰癸丑（1853），考授恩贡生，其时陆懋修35岁，仍在业儒。在《世补斋医书·文·卷十六·自记治验两则》云："自咸丰辛（辛亥1851）壬（壬子1852）间，罹难居乡，不耐风寒薄中，时有目疾……余以元明粉取效。"这段时期，当是其儒而兼医、弃儒从医的转折时期。其所言"居乡"似乎是其寓居吴江县黎里镇的一段时间，据光绪二十五年《黎里续志》卷十一《寓贤传》谓：其时"求医就诊者无虚日"。

其后，太平军北进，陆懋修一家为避乱而迁徙至上海，遂以医术谋生。陆懋修医术高明，求诊者众，名著于时。李经纬、蔡景峰《中医人物辞典》载："中年益肆力于医，咸丰（1851～1861）年间徙居上海，以医名。"陆懋修在上海行医的这段经历，少有文献可循，但从只言片语中可获得一定的信息：

咸丰己未（1859），治愈泾阳张文毅湿热证（《世补斋医书》袁兰升序）；

咸丰庚申（1860），其父陆嵩客死金泽（上海地区）；

咸丰辛酉（1861），在上海治愈"中丞太康刘公"结胸证（《世补斋医书》袁兰升序）；

同治癸亥（1863），"上海一隅，霍乱盛行，尽为热证，时医因其手足厥逆，竟用丁附桂姜，入口即毙。九芝独明运气司天（大司天），乃阳明燥金、少阴君火用事，用石膏、芩连清而愈之。"（《吴中名医录》）；

同治丙寅（1866），客峰泖间（九峰三泖，上海松江区）（《世补斋医书》袁兰升序）；

同治辛未（1871），治愈青浦（上海地区）友人胡海霞温病哕逆（《世补斋医书·文十六卷·哕逆有冷热两种说》）。

这一时期，至少持续到1874年，其子陆润庠登第，抑或1880年随子就养入都之前，约有十余年的时间，也是陆懋修真正全身心致力于医，以医技悬壶济世的一段时期。期间，陆懋修已开始著述，如同治五年（1866）《世补斋医书》袁兰升序言"君方著书未分卷，他日必裒然成大集"；同治六年（1867）费延釐为序曰："君之书以表彰仲景为事，出即以仲景方活人，语有阴德耳鸣，吾知后必有食其报者。"据此推知，此一时期，陆懋修著书立说已有所成。

同治十三年（1874），陆懋修之子陆润庠登第中状元，光绪六年（1880）充会试同考官补左赞善，之后陆懋修随之就养入都，定居北京，专心致力于著述，偶为亲友所请而为医。如：

光绪九年癸未（1883）陆懋修弟子濮贤慈为《世补斋医书·文·十六卷》作跋，记述了陆懋修用芩、连、膏、黄之剂治愈其父亲夏季真热假寒之证。

光绪十二年丙戌（1886），陆崇保为《世补斋医书》作序，记载了陆懋修力排众议，以大承气汤治愈自己温病实热证的事例。

同年（1886），陆懋修卒，享年68岁。

纵观陆懋修的一生，经历了业儒、悬壶、著述三个阶段，有《世补斋医书》传世，充分体现了他在《内经》、伤寒、阳明温病及五运六气等方面的成就。《吴中名医录》评价陆懋修曰："其学一以仲景为法，析理精微，立言纯粹，时下诸医，均不及也。"《清史稿·卷五百二·列传二百八十九·艺术一》为陆懋修作传，云："修，字九芝，江苏元和人。先世以儒显，皆通医。懋修为诸生，世其学。咸丰中，粤匪扰江南，转徙上海，遂以医名。研精《素问》，著《〈内经〉运气病释》。后益博通汉以后书，恪守仲景家法，于有清一代医家，悉举其得失。所取法在柯琴、尤怡两家，谓得仲景意较多。吴中叶桂名最盛，传最广，懋修谓桂医案出门弟子，不尽可信。所传《温病证治》，亦门人笔述。开卷揭'温邪上受，首先犯肺，逆传心包'一语，不应经法，误以胃热为肺热，由于不识阳明病，故著《阳明病释》一篇，以阐明之。又据《难经》'伤寒有五'之文，谓'仲景撰用《难经》，温病即在伤寒中，治温病法不出《伤寒论》外'；又谓'瘟疫有温、有寒，与温病不同，医者多混称。吴有性、戴天章为治疫专家，且不免此误。'著论辨之，并精确，有功学者。懋修既弃举业，不求仕进，及子润庠登第，就养京邸，著述至老不倦。光绪中，卒。润庠亦通医，官至大学士，自有传。"

陆懋修

著作简介

陆懋修一生著述颇丰，其传世医著有 6 种，计 33 卷；重订、校正医书 4 种，计 25 卷，合刊为《世补斋医书》。其中包括：

《世补斋医书》前集：①《世补斋医书·文》16 卷；②《不谢方》1 卷；③《〈伤寒论〉阳明病释》4 卷；④《〈内经〉运气病释》9 卷，附《〈内经遗篇〉病释》1 卷；⑤《〈内经〉运气表》1 卷；⑥《〈内经〉难字音义》1 卷。共 33 卷，合为《世补斋医书》，刊刻于光绪十年（1884）。

《世补斋医书》后集：①重订傅山《傅青主女科》9 卷并作 3 卷；②重订戴北山《广温热论》5 卷；③重订绮石《理虚元鉴》5 卷；④校正王朴庄《伤寒论注》12 卷（其中，包括王氏所撰《伤寒论附余》2 卷，《伤寒例新注》1 卷，《读伤寒论心法》1 卷，《迥澜说》1 卷，《时节气候决病法》1 卷）。计 25 卷，合刊为《世补斋医书》后集，由其子陆润庠刊行于宣统二年（1910）。

此外，据李经纬主编《中医人物词典》考证，陆懋修还撰有《〈内经〉音义》初、再、三、四稿及《素问难字略》《二十四品再易稿》（一作《本草二十四品》）《宏维新编》《仲景方汇录》《水饮活法》《医林琐语·世补斋杂缀》等，今存稿本。另有《史崧灵枢音释》《金匮方论》《太阳寒水病方说》等抄本传世。

一、医学著作

（一）《世补斋医书·文》

《世补斋医书·文》，包括 127 篇医论，集合了有关六气大司天、伤寒、温病、瘟疫、用药、病论、评点医家、重订医书序论及答问等内容，基本囊括了陆懋修在理论和临床上的基本认识与创见。其中，卷一论六气大司天，卷二、卷三、卷四论伤寒，卷六论温病与瘟疫，是《世补斋医书·文》论的核心内容，也是陆懋修主要的学术思想的展现。

（二）《不谢方》

《不谢方》，1卷。陆懋修以"已疾之后未病之先即当早为之药"为上，立意"不使病大"，将轻浅之小疾"消弭于无形"，病家不及知而病愈，故而不谢，因此谓之"不谢方"。其方30首，涉及风寒、风寒夹食、风寒夹痰、风寒夹湿、伤寒成温、冬温、春温、风温、湿温、风热、夏暑、秋燥、湿痰、燥痰、寒饮、结胸、痧疹、疟、痢、淋浊、失血、腰痛、耳聋、阳为阴遏、肝阳不升、女科调经、止带、胎前、产后、儿科病等三十病证。

（三）《〈内经〉难字音义》

《〈内经〉难字音义》，1卷。陆懋修深感《内经》字字珠玑，而学者苦于其中难字，置而不读，难免有所失，故摘《灵枢》《素问》难字，注音并引古注以证其字义。另附《灵枢略》（道藏本）、《素问·遗篇》（道藏本）难字释义。

（四）《〈伤寒论〉阳明病释》

《〈伤寒论〉阳明病释》，4卷。伤寒六经并重，而陆懋修释伤寒病独取阳明，"正以今日之病家，独不问阳明之治法，以致有法者直至于无法可治，故不得不独言阳明，使人知仲景治阳明之法固至今存也"。对于伤寒六经病之证治，陆懋修亦独重阳明病，认为"凡勘病必先能治伤寒，凡堪伤寒病必先能治阳明"。对于阳明病，陆懋修以腑为里、经为外为论，将之分以经病、腑病。书中，卷一阳明经病释42条，卷二阳明腑病释36条；另外，集古代医家之释论，为明经病集释，包括卷三阳明经病释143条、卷四阳明腑病126条。

（五）《〈内经〉运气病释》（附《〈内经〉遗篇病释》）

《〈内经〉运气病释》9卷，附《〈内经〉遗篇病释》1卷。陆懋修认为，《素问》"运气七篇"先"六节藏象论"发五运六气、天时民病之端，"凡在天人气交之病，非此不能知"。因此，摘录了"六节藏象论""天元纪大论""五运行大论""六微旨大论""气交变大论""五常政大论""六元正纪大论""至真要大论"有关运气病的421条内容，进行注释。另附宋代陈言（无择）《三因极一病证方论》中五运时气民病证治方10首、六气时行民病证治方6首，及清代缪问（芳远）方解为第九卷。此外，另附《遗篇》"刺法""本病"两篇有关五疫证治的内容十九条为释，以明"欲辨瘟疫者，亦甚赖有此二篇"。

（六）《〈内经〉运气表》

《〈内经〉运气表》，1卷。陆懋修认为，"运气之学，非图不明"，但考虑到又有"不能图而宜于表者"，于是易图为表，辅以简洁的文字描述，作十三表：五气经天表、五行化为六气表、五运合五音太少相生表、司天在泉左右间气表、阴阳五行中运年表、六政六纪上中下年表、客气加临主气年表、五运齐化兼化表、运气中上顺逆年表、六元本标中气治法年表、五行胜复表、司天在泉胜复补泻合表等。陆懋修作表，意在便于查检，对运气推演来说是一个不错的工具。然而，运气之学，不但有"不能图而宜于表者"，更有不宜于表而宜于图者，于此也是有得必有失。

二、重订医书

陆懋修重订医书4种，计25卷，包括傅山《傅青主女科》9卷（合为3卷）、戴北山《广瘟疫论》5卷（重订名为《广温热论》）、绮石《理虚元鉴》5卷、王丙《伤寒论注》等12卷（其中，包括《伤寒论附余》《伤寒

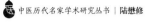

例新注》《读伤寒论心法》《迴澜说》《时节气候决病法》），合为《世补斋医书》后集，刊于 1910 年。

（一）重订傅山《傅青主女科》

重订傅山《傅青主女科》9 卷（合为 3 卷）。《傅青主女科》是明末清初著名医家傅山所著，是一部十分实用的女科专著。其书流传很广，版本甚多。沈华在"《傅青主女科》版本考证"一文中指出，《全国中医图书联合目录》记载其单行本有 67 种，再加上男女科合刊本、丛书本、同书异名本、辨证录本等各种版本，约 250 余种之多。目前流传版本多为两卷，上卷分带下、血崩、鬼胎、调经、种子等 5 门，共 38 条、39 证、41 方；下卷论妊娠、小产、难产、正产、产后，共 39 条、41 证、42 方。书后附"产后编"上、下 2 卷，主要论述产前产后方证宜忌及产后诸疾的证治。"产后编" 2 卷，是否为傅青主之作有所争议，但众多版本中多附载此 2 卷。

陆懋修认为，原书《女科》与《产后编》本属两书，篇目赘见，于是以其最初见到的抄本，与后来得到的海山仙馆本互相校对。在体例上，陆懋修认为，"其集中语句杂沓，体例参错"，"女科中已列有产后一门，而产后编中所载各病，又另为一编之意，若专为开发钱氏生化汤而设，因即易其名曰生化编，以避两书重复，而不失两书本旨"为虑，将原书女科 2 卷、产后编 2 卷，"移易增删，改定体例。以女科八门，分为 8 卷，另附生化编一编。繁者汰之，冗者节之，晦者明之，杂者一之"。经过陆懋修重订，其书分为两部分：第一部分为"女科"，分为 8 卷，卷一调经、卷二种子、卷三崩漏、卷四带下、卷五妊娠、卷六小产、卷七临产、卷八产后；第二部分为"生化编"一编。

在内容上，陆懋修亦有直改原文者。例如：原书"产后编"列"类伤寒二阳证""类伤寒三阴证"，其中"类伤寒三阴证"中收录潮热有汗、大便不通类阳明胃家实一证，陆懋修以其实非属之三阴，于是将二论合为

"类伤寒证"一论，以类太阳、少阳、阳明三阳证为论；而对口燥咽干而渴的类少阴证、腹满液干大便实的类太阴证的提法进行了删汰，将养正通幽汤"治产后大便秘结类伤寒三阴证"径改为"治类伤寒大便秘结证"。对此，陆懋修在序言中说道："产后编所列类伤寒证，以阳明府胃家实一证，属之三阴，此其贻误匪细，疑非出自先生之手……于阳明府混做三阴之条，尤有不可不厘正者。"

陆懋修悉心厘定《傅青主女科》，从咸丰庚申（1860），至同治癸亥（1863），历三年完成全本，后收录于《世补斋医书》中，是值得参考的一个版本。

（二）重订戴天章《广瘟疫论》（重订名为《广温热论》）

《广温热论》原名《广瘟疫论》，5卷，是清代医家戴天章（字麟郊，号北山）在吴又可《温疫论》基础上增删而成的一本温病专著。戴天章取吴又可之书，将其书名中的"温"字改为"瘟"，在内容上"或注释，或增订，或删改，意在辨瘟疫之体异于伤寒，而尤慎辨于见证之始，故首增辨气、辨色、辨脉、辨舌、辨神诸论于开卷"，广而论之。陆懋修对《广瘟疫论》加以删订，订其名为《广温热论》，收入《世补斋医书》中。清末民国医家何廉臣，在其基础上重订，为《重订广温热论》。

《广瘟疫论》，原书有4卷，另附方1卷。开卷先列辨气、辨色、辨舌、辨神、辨脉、辨时行疫疠与风寒异气、辨时行疫疠与风寒异受以辨别伤寒与瘟疫，次则辨传经兼寒、风、暑、疟、痢五证，与夹痰水、食、郁、血、脾虚、肾虚、亡血、疝、心胃痛、哮喘十证的证治。

陆懋修对此书十分推崇，在序文中赞其书曰："北山此书，以温热与伤寒辨，条分缕析，诸病疏明。伤寒之治不混于温热，温热之治不混于伤寒。"与此同时，陆懋修也指出戴氏对瘟疫与温病的混淆。如其云："伤寒之于温热，北山能辨之；而温热之于瘟疫，北山亦混之矣"；"仍沿俗说，以瘟疫之名名温热之病"。陆懋修认为，温病可以统称为温热，不可与瘟疫混称，戴氏之书名"瘟疫"却非专论瘟疫，而是广泛涉及了温热病的内容，于是在重订其书时，更其名为《广温热论》，书中凡称"时行""疫疠"者均改为"温邪"，"瘟疫"改为"温热"。除此之外，陆懋修更在原书卷首补入"世之治伤寒者，每误以温热治之；治温热者，又误以伤寒治之"，以揭示其书的主题。

另外，在《世补斋医书·文·卷十三·文十三》中，载有"重订吴又可《瘟疫论》序"。文中指出吴又可《瘟疫论》"实论疫中之温者，不论疫中之寒者。且只言疫中之温者，不论疫中之寒者"，因此更其书名为《温疫论》。文中陆懋修还说明对书中混杂不清者，也予以了一一厘定。然而，《温疫论》并未见于《世补斋医书》中，当是最后选择了戴氏《广瘟疫论》代替了对吴又可《瘟疫论》原著的重订。

（三）重订汪绮石《理虚元鉴》

《理虚元鉴》，为明代汪绮石所撰，是一部虚劳证治的专著。汪绮石为明末人，生平不详，以善治虚劳见称。其门人赵宗田谓"绮石先生医道高玄，虚劳一门，尤为独阐之宗"。绮石先生宗《素问》《灵枢》之论，通朱丹溪、李东垣、薛立斋三家之说。其云："夫东垣发脾胃一论，便为四大家之首；丹溪明滋阴一着，便为治劳症之宗；立斋究明补火，谓太阳一照，阴火自弭。斯三先生者，皆振古之高人，能回一时之习尚，辟岐黄之心传者。"然而，三者"皆主于一偏而不获全体之用"：若执东垣以治者，未免以燥剂补土，有拂于清肃之肺金；若执丹溪以治者，全以苦寒降火，有碍于中州之土化；若执立斋补火之说，又有助郁热、郁火伤肺之虞。是以"执两端以用中，合三部以平调"，著《理虚元鉴》2卷，提出"治虚有三本（肺、脾、肾是也）""治虚二统（统之于肺、脾而已）"的思想。

《理虚元鉴》约成书于明末，雍正乙巳（1725）柯怀祖（德修）购得其书，于乾隆三十六年（1771）刊刻传于世。其书分为上、下两卷：卷上首论治虚脉法，进而论治虚三本、二统、虚症六因，继之从脏腑（肾、脾、肺）辨证论劳嗽、吐血、遗精梦泄等常见虚劳病的证治，另外对虚劳病的节、防、二护、二守、三禁、四难，以及呕血见血、伤寒见血、软懒症等进行了辨析；卷下则主要介绍了虚劳本治方22首及治虚药讹18辨。

陆懋修"服其治虚之法，于阴虚主清金，于阳虚主建中，归本肺脾。超乎专事肾家者徒以桂、附益火，知、柏滋阴之上"，且惜于其所见钞本体例混淆，先后凌躐，于是对其书进行了厘定。陆懋修重订其书，未见原本，以其所得钞本为底本，重订体例，厘定篇次，将其书分为5卷：以理虚三本、理虚二统、阳虚之证统于脾、阴虚之证统于肺、虚证有六因等八论作为理虚总论为第一卷；劳嗽、吐血、干咳等13种病证为第二卷；将虚劳病的节、防、二护、二守、三禁、四难，及劳伤见血、呕血见血、伤寒见血等7种病证的辨析作为治病余论合为第三卷；理虚用药宜忌为第四卷；脉法、列方（17首）为第五卷。

尽管陆懋修厘定后的五卷本，体例清晰，内容完备，但两卷本更忠于原著原貌，是现行流传最广的版本。

（四）重订王丙《校正王朴庄伤寒论注》

《校正王朴庄伤寒论注》12卷。其中，《伤寒论注》6卷，附《伤寒论附余》2卷、《伤寒例新注》1卷、《读伤寒论心法》1卷、《迴澜说》1卷、《时节气候决病法》1卷。均收于《世补斋医书》后集中。

1.《伤寒论注》

《伤寒论注》，是王朴庄采《千金翼方》（卷九、卷十），参合《脉经》所载《伤寒论》内容，详加校定，逐条注解而成。全书共分6卷，卷一、卷二为治太阳病用桂枝、麻黄、青龙、柴胡、承气、陷胸等汤法和杂疗法；卷三、卷四与卷五，介绍阳明、少阳、太阴、少阴、厥阴病状；卷六为伤寒宜忌、发汗吐下后病状、霍乱病状、阴阳病已后劳复及杂方。王朴庄博采诸家之论对原文详加注释，并提出了自己的学术见解，主倡六气气化论伤寒六经病，在开篇即提出了"六经提纲，专主气化"的观点。陆懋修对王氏著作进行了文字校勘和简短的评注。例如，在《伤寒论注·卷一》"太阳病用桂枝汤法"下，针对王氏"六经提纲，专主气化"，加注强调"气化"二字，并指出气化为寒水、燥金、相火、君火、湿土、风木等六气之化。

2.《伤寒论附余》

《伤寒论附余》，2卷，为王朴庄集《伤寒论》(包括《伤寒例》)《金匮要略》及《内经》中有关温病、疫病的条文进行分类整理、注解而成。卷一为冬温、温疟、风温、温毒与湿温；卷二论寒疫与坏病。王氏不但对这些病证进行了注释，更选录相应的古方，并结合自身的经验对其方的运用进行了阐发。其中，王氏对于寒疫的深刻认识，及其提出的"地之大气"论，阐前人之所未发，成一家之言。陆懋修在温病、瘟疫及六气"大司天"方面的学术思想和成就及源于此。

3.《伤寒例新注》

《伤寒例新注》，1卷，是王朴庄注解王叔和《伤寒例》之专论。原书未明确标明章节，但实为13章。王氏在文末总结了其书的内容，谓："凡读《伤寒论》者，不可不先读此例也。此例凡十三章，前三章为《伤寒论》提纲，读之知仲景书为即病之伤寒设，为不即病而变为温热之伤寒设，且为春、夏，秋非时不正之伤寒设也；第四章以热病之日传一经者为最危之证，补出逐日之脉以示人，又兼言病后之感受异气而变成诸证者；第五章以少阴伤寒最虚，蹉跎入藏，不比三阳，太阴除一误再误外无死证者，故谆谆致戒也；第六、七章，示人以伤寒之邪必从外解，重在得汗，不当早下也；第八章言汗，下之宜，两不可错；第九章专论两感欲死中求活，当知发表攻里之先后；其后四章，则随笔杂记，亦皆词意肫挚，不惜覼缕^①告人，仁者之用心，盖于此而可想也。"

陆懋修对于王朴庄的著作，并没有直改原文，而是加按语以抒己意。如陆懋修在按语中言道："《外台秘要》于'伤寒之病逐日浅深'一章，既有'王叔和曰'四字，则是此章以前俱为仲景原文，此章以后乃为叔和之言，若照此分章，正与大学之一经十传相同。以第四章作第一章，合后九章，共为十章，当更明晰，而方、喻、程三家更无可置喙矣，岂不快哉。"

4.《读伤寒论心法》

《读伤寒论心法》，1卷，首刻于清同治六年，就《伤寒论》的命名、《伤寒论》的内容范畴、寒气先伤太阳及六经相关病证的辨析等21则内容，阐发了自己的见解。其代表性的观点如中风、伤寒、温病、热病、湿温等病证皆本于寒，故以六经赅而论之；六经之气为本，三阴三阳为标，是以倡用标本中气悟伤寒方治。对于王氏有关伤寒的认识，陆懋修在文末做了如下精辟总结："仲景书名《伤寒论》，盖即取《难经》伤寒有五条，合五种伤寒而论之，故曰《伤寒论》，是五种伤寒之总论，非仅论二曰伤寒之伤寒也。"

5.《迥澜说》

《迥澜说》，1卷，著于乾隆五十八年（1794），其时王朴庄62岁，此书是在其早年所著《伤寒例新注》的基础上，对其所意不达之处的进一步抒发。其论点皆不出其《新注》之外，只是不再以注解为事，而是以评论和批驳方有执在《伤寒论条辨》中对《伤寒例》的删削，及喻嘉言《尚论篇》对《伤寒例》的诋毁为主。正如其开篇所云："昔先祖尝论伤寒，以序例为

---

① 覼缕（luó lǚ）：谓详述。

主，以《千金翼》之定本为宗，而痛惩方中行、喻嘉言之诐说。既因注伤寒例而首述之矣。注既成而意之郁于中者，愈不能默而息也，复为之引伸其说。"其于书末则谓："嘉言之贻祸至今……俟书成后，仿当湖先生国策去毒之旨，聚嘉言之所著，芟其狂妄，正其纰谬，'障百川而东之，迴狂澜于既倒'。"《续修四库全书提要》对其书做了较为公允的评价，述曰："《迴澜说》一卷，则专为辟方、喻等异说，以推崇叔和，推论诸家诋毁不无过甚之处，当分别观之耳。"

6.《时节气候决病法》

《时节气候决病法》，1 卷。王朴庄立意"时节气候决病法，此仲景《伤寒论》一书之纲领"，运用五运六气理论阐发《伤寒例》四时八节二十四气七十二候决病法。其书对《伤寒例》、五运六气的研究皆可为参考。其书藏稿久未显，至光绪初陆懋修始为校注刊行。

总之，王朴庄为陆懋修之外曾祖，是其医学渊源之所从出。正如黄丕烈《玄珠密语·跋》中所说："懋修为其弥甥，实传其学，校语要义发挥甚多。"陆懋修校注王朴庄之著作，使其学得传承与传播。

综上所述，陆懋修重订医书 4 种，25 卷。对于傅氏《傅青主女科》、戴氏《广瘟疫论》、绮石《理虚元鉴》，意见有不尽相同之处，则径加改动。归纳其特点有二：其一，厘定篇次，删繁补漏；其二，附加己见，直改原文。然而，出于对王朴庄的尊崇，陆懋修对其著作的校注就采取了十分审慎的态度，除了文字上的校勘外，在内容上则完全尊重了原著，其言简意赅的评注，对于解读原书起到了指引作用。总之，陆懋修重订医书的工作毋庸置疑，是值得肯定的，其中夹杂的个人学术观点也颇有价值。但以校勘学的观点来讲，其径改原文的做法是不足取的。陆懋修重订医书 4 种，与王冰校注《素问》"凡所加字，皆朱书其文，使今古必分，字不杂糅"的严谨治学态度相去甚远。然而，陆懋修毕竟不以校勘为专学，因此也不必对其求全责备。冯金鉴（心兰）在《世补斋医书·重订傅青主女科·序》中评价陆懋修的著述，谓："先生之书，率皆发人所未发，解人所难，晦者显之，略者详之，凡有妄解妄注，假名错简之处，不惮烦言辩驳厘正之。大抵先生之书，前集各种，以明理为主，后集各种，以辨误为主，其意盖欲病者不为医所误，医者不为书所误。"其言虽多有溢美之辞，但却表达了陆懋修救世之苦心。

三、版本及流传情况

陆懋修医学著作为合集刊行，名《世补斋医书》（前集、后集）。主要版本有：

1. 光绪十年甲申（1884）刻本

共 33 卷，8 册。由谭宗浚[①] 署检，陆懋修之子陆润庠、婿沈彦模、弟子方连轸、濮贤慈校订。书前有潘蔚光绪八年壬午（1882）秋九月、费延厘同治六年丁卯（1867）春二月、袁兰升同治五年丙寅（1866）孟春之月所写的序，书后有自序及濮贤慈于光绪九年癸未（1883）季冬之月所写的跋，是《世补斋医书》较早的刻本。

2. 光绪十二年丙戌（1886）山左书局重刻本

由张曜[②] 署检，序中加入陆懋修之侄陆崇保光绪丙戌秋九月望后三日所作"山左书局重印《世补斋医书》序"一文，内容基本保持了光绪甲申刻

① 谭宗浚：1846—1888，原名懋安，字叔裕，南海人。清同治十三年（1874）甲戌科陆润庠榜进士第二人。
② 张曜：1832—1891，字亮臣，号朗斋，直隶大兴人，原籍浙江上虞。由监生捐县丞，历任署理固始知县、知府、河南布政使、山东巡抚等，与陆润庠同朝为官。

本的原貌。

3. 其他版本

如宣统二年庚戌（1910）陆润庠家刻本、1912 年上海江东书局石印本、1931 年上海中医书局铅印本、1950 年上海卢章豹铅印本、1950 年民友书庄刊本及 2010 年五洲出版社全集本，以及 1999 年中国中医药出版社医学全书本（《世补斋医书》前集）。

其中，以中国中医药出版社出版的《陆懋修医学全书》流传最为广泛，是当代学者研究陆懋修医学思想的通行读本。此外，陆懋修《〈内经〉运气病释》（光绪十年本）、《不谢方》（光绪十一年本），亦有单行本刊行，当代未有单行本出版。

陆懋修

学术思想

一、学术渊源

陆懋修学术思想和医学成就，一方面受家学的影响，更重要的则是得益于其对中医经典的热爱与研读，及其外曾祖王朴庄医学思想的熏陶。

（一）钻研《内经》《伤寒》

1. 勤求岐黄之道

《黄帝内经》是我国现存医学文献中最早的一部经典著作，也是中医学的奠基之作，被奉为"医家之宗"。"中医学发展史上所出现的许多著名医家和不少医学流派，从其学术思想和继承性来说，基本上都是从《内经》理论体系的基础上发展起来的"。

陆懋修钻研《内经》，下了很深的工夫。其感于原文字字珠玑而又诘屈难懂，医家置而不读的现象，几易其稿，作《〈内经〉难字音义》1卷，摘《内经》中的难字予以正音、释义。就陆懋修在学术方面的成就而言，以伤寒、运气之学为主，与其深厚的《内经》功底有着密切的关系。陆懋修认为，仲景《伤寒论》取法于《内经》，与《素问》六经、热病及五运六气之论有着很深的渊源关系。其在《世补斋医书·文·卷十五·文十五·答依云问〈内经〉诸治法》《〈内经〉运气病释·序》中云："仲景之圣，亦惟取法于《内经》而已。则苟欲治病，《内经》故不可不读"；"莫若揭此七篇（'运气七篇'）病因治法，以求六经病所由来，而六经之何由而病，病之何由而治，即可以《内经》之言名仲景之法，并可以知今人之病无一不出于《内经》之言"。此外，其对疫病的认识，亦本于《素问遗篇》。正如其所云："疫之为病，所不同于寻常温热者，正赖有此二篇以明之也。"陆懋修精研岐黄，汲取《内经》之医理，融会贯通，为其医学之路奠定了坚实的基础。

2. 精研仲景之论

陆懋修对《伤寒论》的尊崇，相较于《内经》而言，有过之而无不及。陆懋修认为，仲景之《伤寒论》为百病立法，杂病、温病与伤寒之治没有差别，都可以归于六经之变。这种认识，深刻的体现在其对温病的认知和治疗上。陆懋修基于仲景六经辨证，反复申明温病隶属于阳明病，成为继王朴庄之后，"以寒统温"的代表人物。陆懋修的医学思想，对于当时"一遇温热病，无不力辟（避）伤寒方"的时弊，起着"补偏救弊"的积极作用。然陆懋修对于《伤寒论》尊信太高，对超出伤寒之外的后世温病学派颇有成见，诋毁太过，失于偏颇和保守。即便如此，陆懋修在伤寒、温病方面的成就仍然是很突出的，不失为"仲景功臣，不得不推为清季治伤寒者一钜子也"（《四库及续修四库医书总目》）。

《内经》《伤寒论》，是中国医学史上最高学术成就的代表性著作。陆懋修尊《经》崇《论》，发皇古义，论医理常以《内经》《伤寒论》为据，临证亦每取法于其中。因于对《内经》《伤寒论》的精通与执着追求，陆懋修也显现出了"崇古尊经"的一面，但这并不妨碍其融汇新知，在医学上有所成就。是以，一个医家的成就绝不是偶然的，也没有捷径可走，对于中医经典的学习是必由之路。

（二）远绍柯琴、尤怡伤寒之说

陆懋修在伤寒学方面的认识，深受清代柯琴、尤怡两位伤寒大家的影响。

1. 秉承柯琴"六经为百病立法"之说

柯琴（1662—1735），字韵伯，号似峰，浙江慈溪人，清初医学家，精于伤寒之学，著有《伤寒论注》《伤寒论翼》《伤寒附翼》，合称《伤寒来苏集》。柯琴打破六经束缚，以方类证，汇集方证条文，研究伤寒病证。其更以"六经地面说"为论，提出了六经为百病立法的观点。其谓："仲景之六经为百病立法，不专为伤寒一科"；"伤寒杂病，治无二理，咸归六经节制"。

陆懋修撷取其观点，在《世补斋医书·文·卷十三·书柯韵伯〈伤寒论翼〉后》中进一步指出："谓仲景杂病即在《伤寒论》中，而伤寒中亦最多杂病，参错而见。故仲景之六经为百病立法，伤寒又为百病之首。伤寒杂病，治无二理，总归六经之变。见人于治伤寒时，但拘伤寒，不究六经中有杂病之理。治杂病时，又以《伤寒论》之六经为专论伤寒，绝无关于杂病。韵伯可谓善识时弊者矣。嗟乎！伤寒而外皆杂病，病不离乎六经。自不读《伤寒论》，既不知伤寒所重在六经。又不知六经即兼言杂病，而六经之分则惟《伤寒论》有之。故凡不能治伤寒者，亦必不能治杂病。"另，陆懋修于伤寒以广义为论，及其临证治外感、内伤多施以经方，与柯琴的影响不无关系。正如其自己所说："余之治伤寒也，即从《来苏集》入手，故能不以病名病，而以证名病。亦能不以药求病，而以病求药。即治杂病，亦能以六经分之，是皆先生之教也。"

此外，柯琴在《伤寒来苏集·伤寒论翼·温暑指归》中，根据肠胃的功能及外感热病的传变特点，提出了"阳明为成温之薮"的论断。陆懋修以阳明病概温病，将温病纳入阳明病的证治体系之中，与之有着密不可分的联系。

2. 采撷尤怡《伤寒贯珠集》温清之法

尤怡（？—1749），字在泾，号拙吾，晚号饲鹤山人，清代长洲（今属江苏苏州）人。尤怡于仲景之学钻研甚深，著有《伤寒贯珠集》8卷，不但对《伤寒论》原文进行了逐条注解，还采用以六经为纲，治法为目，以方类证的方法，对《伤寒论》原文次序做了重新编排和归类，突出了伤寒治法特色。尤怡就六经各提其纲，于正治法之外，又列各经之变治法。如太阳原出之病以正治之法，其他则赅以权变法、斡旋法、救逆法及类病法；于阳明腑病有正治法、明辨法及杂治法；于少阳有和解表里正治之法、和解而兼汗、下之权变法；太阴则有经病发汗之法、经脏俱病先里后表之法；少阴治法不外清法、下法、温法、生死法；厥阴有寒热，治则有清法、温法之别。

陆懋修以辛散、寒泻、温补概括伤寒方，提出"一部《伤寒论》，只有三种方"。其中，对于温、清二法，陆懋修尤有心得，指出"古今之病，不外寒热两途。古今之治，不外温清两法。"这些认识与尤怡的思想有着一定的渊源关系。尤怡在《伤寒贯珠集·少阴篇》论曰："传经之病，以阴气之存亡为生死；直中之病，以阳气之消长为生死。"于"厥阴篇"曰："阴受病而厥者，势必转而为热，阴盛而阳争之也；或阳受病而热者，甚则亦变为厥，阳盛而阴被格也。夫阳盛而阴格者，其厥非真寒也，阳陷于中，而阴见于外也。"陆懋修对于伤寒寒、温的认识即本于此，即其在《世补斋医书·文·卷十三·书尤在泾〈伤寒贯珠集〉后》所云："后人泥于《伤寒论》之寒字，总说仲景但知治寒，不知治温，皆由不识《伤寒论》自有温清两法故耳。先生（尤怡）于各经分证已极明晰，而于少、厥温清之辨尤足破世人之愚。余乃就先生意推之六经，知六经中各有温法、清法，且有温清合法……此即先生所以明温清之原，而余意实本于先生，则先生之饷余者非浅矣。"这也是陆懋修"以寒统温"的医学思想之所本。

（三）近承王朴庄之学

王丙（1733—1803），号朴庄，生活于清代乾嘉年间，江苏吴县人，在当地颇有医名。工氏精于《伤寒论》，其以孙思邈《千金翼方》为蓝本，为《伤寒论》作注，有《伤寒论附余》2卷，《伤寒例新注》1卷，《读伤寒论心法》1卷，《迴澜说》1卷，《时节气候决病法》1卷传世，其书经陆懋修重订收入《世补斋医书》中。

王朴庄是陆懋修的外曾祖。如陆懋修在《校注〈伤寒论注〉》卷首谓"我外曾祖朴庄公"，《世补斋医书·文·卷三·伤寒方一两准七分六厘，一升准今六勺七抄说》中也提到"朴庄公讳丙，为吾母之祖。余于公在重孙行列"。非是《中国医籍志》(1983 年版)、《苏州名门望族》《吴郡陆氏春秋》等所说为其"外祖父"。陆懋修出生时，王氏早已不在人世，学术传承关系皆源于私淑自学。陆懋修以广义论伤寒、以伤寒统温病，以气化论伤寒、阳明辨温病，及其"大司天"论等基本学术观点，皆与王朴庄有着直接的渊源关系，正如其所言"余之私淑于公久矣"。

1. 主张"以寒统温"

清代中叶后，以叶天士、薛雪等为代表的温病学派悄然兴起，时医治温热多从其说。一时时方之用盛行，经方之用没落，甚至更有些医家治温热力避伤寒方。针对这种状况，王朴庄推崇仲景之论，从王叔和之说，认为《伤寒论》"专论外感"，坚持以《伤寒论》为外感热病的诊治基础，反对后世温病学派辨治温病的理论。谢观先生在《中国医学源流论·温热学》中评论说："方此等（叶、薛之说）议论盛行时，叶派可谓光焰万丈，而反对之论，亦即起于是时，则王朴庄其先河也。"其较有代表性的观点，是基于王叔和《伤寒例》伏气温病说，将温病、暑病纳入其中。如其在《伤寒例新注》中引庞安常之论，曰："严寒时，奔走荷重劳力之人，皆辛苦之徒也：当阳气闭藏，反扰动之，令郁发腠理，津液强渍，为寒所搏，腠理反密，寒毒与营卫相浑，则病成矣。其不即时成病者，寒毒藏肌肤间，至春夏阳气发生，与毒相搏，因春温气而变者，名温病；因夏暑而变者，名热病；因暑湿而变者，名湿温。以病本由冬时中寒，故通谓之伤寒焉。"陆懋修指出："庞说如此，足以为《难经》伤寒共有五种之证。"是以，陆懋修本《内经》"热病者皆伤寒之类"及《难经》"伤寒有五"之论，提出"温热之病本隶于《伤寒论》中，而温热之方并不在《伤寒论》外。"

2. 以气化论伤寒

王朴庄受张遂辰、张志聪六经气化学说的影响，将标本中气理论与伤寒六经辨证相结合，来理解、解释与辨治伤寒六经病证。其在《伤寒论注·卷一·读伤寒心法》中，提出"六经提纲，专主气化"，"六经提纲，专取气化"的论断，是陆懋修"六经提纲，皆主气化"思想的直接来源。王朴庄在《读伤寒论心法》中也提到："六经之气本也，三阴为阳标也。阴阳之经，相为输应，则中气也。如太阳以寒水为本，寒水以太阳必标，太阳以少阴为中气，少阴亦以太阳为中气也。凡六经提纲，专主气化之动处言之。"陆懋修继承这一学术观点，以气化立论，用标本中气理论将六气与六经联系起来解读伤寒六经病提纲。其云："凡六经之分，在寒水、燥金、相火、湿土、君火、风木之六气，不仅为足六经手六经也"。

3. 以阳明辨温病

陆懋修基于"阳明为成温之薮"的病机观，明确指出伤寒阳明病是温病，温病即阳明病。这一观点，远承柯琴，近受王朴庄以阳明寒凉法辨治温病的影响。其在《伤寒论附余·湿温》论温疫时指出，温风挟湿、燥火直犯阳明、太阴湿土之化为温疫，"此等证，原莫逃于伤寒阳明篇大法"。温病之理亦可以此推知。陆懋修更有感于后世温病学派，对温病的认识偏离了"阳明为成温之薮"这一基本点，一方面痛批喻嘉言、叶天士、吴鞠通等"歧说"，一边极力论辩其阳明病说，成就了其对于伤寒阳明病的专长。

4. 运气理论的阐发

陆懋修对"大司天"理论的认识和阐发，亦是"本于外曾祖王朴庄先生"。

王朴庄在《〈伤寒论〉附余》中指出："天之大运加临于地者，变化难测，地之大气感受于人者，切近易明。"于是根据《素问·六节藏象论》"天以六为节，地以五为制，五六相合而七百二十气凡三十岁而为一纪，千四百四十气凡六十岁而为一周"理论，结合《内经》五运六气学说，提出了大气司天的观点及其推演方法：以三百六十年为一大运，六十年为一大气，五运六气迭乘，满三千六百年为一大周，来分析大气候周期变化。

其中，尤以六十年大气周期为重，前三十年为司天、后三十年为在泉，依三阴三阳次序，依次更迭，分析六气气化周期规律。王氏并没有对大气司天作专篇的论述，只是在《伤寒论附余·卷二·寒疫》中，运用大气的变迁分析了苏东坡所推崇的圣散子方治疗疫病"所全活不可胜数"到"杀人如麻"的迥异结果，及大气变迁对各家学说形成的影响。

陆懋修在《世补斋医书·文》十六卷中，作"六气大司天"上、下两篇，对大气司天理论进行了介绍和阐发；其文后更附有"三元甲子考"，对自黄帝八年第一甲子下元至同治三年七十七甲子上元的三元甲子做了考证。至此，大司天理论开始彰显，亦开始为后世医家所关注。陆懋修曰："余因公之言，作大司天论，两篇推阐前后，使人易晓，以不没公之苦心。"其传承、发扬之心可见一斑。

总之，陆懋修与王朴庄的传承脉络，清晰可见。因此，可以说陆懋修在伤寒、温病及运气学等方面诸多的医学观点和成就，都与王朴庄有直接的传承关系。

综上所述，谢观先生在《中国医学源流论》一书中，简明扼要地道出了陆懋修医学思想的基本渊源。其谓："九芝之学，近承王朴庄，远实导源于尤在泾。尤氏《伤寒贯珠集》，谓少厥二经，实有温清二法，九芝乃本此推之六经也。"然而，若远溯其源，可上溯追本至《黄帝内经》《伤寒论》，远亦可推及柯琴。一语概之：陆懋修之学，基于勤求岐黄之训、精研仲景之论，远绍柯琴、尤怡之言，近承王朴庄之学。

二、学术特色

（一）五运六气发挥

陆懋修对于五运六气的研究，载于《世补斋医书·文·六气大司天

（上、中、下三篇）》《〈内经〉运气病释·九卷》《〈内经〉遗篇病释·一卷》《〈内经〉运气表·一卷》中，主要贡献体现在对"大司天"理论、《素问》"运气七篇"及"遗篇"运气病的阐发。

1. 系统阐发"大司天"理论

陆懋修继承王朴庄之说，系统阐发大司天理论，并运用大司天理论分析医学流派的证治规律及疫病的发病、治疗规律，为中医医家流派、各家学说的研究以及疫病的临床分析提供了新的思路，同时也是对运气学的重要发展。

（1）理论渊源

"大司天"理论，开创于王朴庄，论阐、发扬于陆懋修。从其理论的基本原理来分析，则是以中医五运六气学说与易学象数学的"元会运世"说为思想源头。

①五运六气学说

五运六气学说，奠定于《素问》"运气七篇"，是中医探讨人体疾病与天时气候关系的一种学说。五运六气，是由"五运"和"六气"两部分组成。五运，就是木、火、土、金、水五行之气的运动变化；六气，即风、寒、暑、湿、燥、火六种气化。以天干统运，地支纪气，运用五运（主运、客运）和六气（主气、客气）的运动及其相互化合（运气加临）作用，来研究气候变化及其与人体健康和疾病的关系，并探讨其规律的学说，就是我们现在一般所说的五运六气学说。概而言之，五运六气学说是以干支甲子为推演符号，十干统运，十二支纪气，甲子相合，运气加临，来推演、分析全年以及一年六个阶段的气化规律。其中，客气分为六步加临于主气之上，最容易影响气候的变化，是五运六气研究的重点内容。客气六步，各有其不同的名称和功用：主司天气者，称之为"司天"；主司地气者，称为"在泉"；左右者，称为间气。其推演规律是：先将司天加于主气的三之气上，再以一阴厥阴风木→二阴少阴君火→三阴太阴湿土→一阳少阳相火→二阳阳明燥金→三阳太阳寒水为序轮值。轮值的司天、在泉、间气，总是一阴一阳、二阴二阳、三阴三阳相对，互为在泉，互为间气，构成了六年一个周期的变化。司天、在泉的推演及分析模式为大司天理论所取，并成为其重要的理论依据之一。

②"元会运世"说

北宋易学大家邵雍，认为宇宙和历史都按照既定的阶段循环演化的。其根据易理象数法则，在《皇极经世书》提出了"元、会、运、世"的循环规律。"元"，即以一年作为一个单元。一年（元）之中有十二个月，每个月的月初和月尾，是日月相会的时间，叫作"会"。一元之间，包含了十二会。每个月之中，地球自运转三十周，所以一会包含了三十运。一天之中又有十二个时辰，也即"十二世"；而一个时辰（世），包含三十分。扩而充之，于是便有"三十年为一世，十二世为一运，三十运为一会，十二会为一元"，也即三十年为一世，十二世计三百六十年为一运，三十运计一万八百年为一会，十二会计十二万九千六百年为一元。把一元之中的十二会，用子、丑、寅、卯等十二地支作为符号，标示由天地开辟到终结，于是有了"天开于子，地辟于丑，人生于寅"的观念。此外，邵氏更结合卦气说加以推演，制订了一个宇宙历史年表，用卦气的阴阳消长法则解释宇宙和人类社会兴衰变化的规律。这种观念，也被明清时代的医学家所采用，并与运气学联系起来，来说明流行性疾病的发生规律以及中医学术流派的形成规律等医学问题。

③"元会运世"说与运气学说相结合

最早将"元会运世"说与中医运气学联系起来，是明代的医家汪石山。汪石山在《运气预览·论五运五气》中云："一说自开辟以来，五气秉承元会运世，自有气数，天地万物所不能逃。近世当是土运，是以人无疾而亦痰，此与胜国时多热不同。如俗称杨梅疮，自南行北，人物雷同。土湿生霉，当曰霉疮。读医书五运六气，南北二政，岂独止于一年一时，而顿忘世会运元之统耶！"汪氏以观察到的其近世人无疾而有痰、杨梅疮流行的现象，与"元会运世"说联系起来，但并没有在理论上做进一步发挥。

真正将"元会运世"说引入医学，并进行系统阐发者为明代医家王肯堂。王肯堂在《医学穷源集·图说》中专论"元会运世"，认为"治世与治病，无二致"，并指出"古无痘症也，历汉唐而盛行于中国；古无梅毒也，至本朝而濡染于南州"等古今疾病的差异，以及"张、王、刘、李诸家，以身所经历之证，经历之方，著书立说，传诸后世，非不确切不，乃至今不尽吻合者"，皆是不同运的缘故。

王氏以"元会运世"思想为基点，提出"天地定位，寒暑递嬗，大为一元，统十二万九千六百年。乾坤一启闭，小为三元，共一百八十年，年运一周回"的论断。在《医学穷源集·卷一·三元运气论》王氏结合洛书九宫图，创立了"三元九运"的运气推演模式，将一百八十年分为三元，每元各主三宫，即运气变化过程分上元、中元、下元，每元六十年。所以有此分者，皆因"时有代谢，气有盈虚，元运之分上中下者，盛衰之机也。闲尝考之往古，验之当今之务，而觉六十年天道一小变，人之血气与天同度"。其中，"上元甲子六十年，坎卦统运，水气最旺；二坤、三震各主运二十年，为统运之分司。中元甲子巽四统运，木气最旺，次五黄，次六白。下元甲子七赤统运，金气最旺，次八白，次九紫。"（如表1）

表1 三元九运

上元甲子（60）	坎——一运：水 统运
	坤——二运
	震——三运

续表

	巽——四运：木　统运
中元甲子（60）	中宫——五运
	乾——六运
	兑——七运：金　统运
下元甲子（60）	艮——八运
	离——九运

　　王肯堂将"三元运气"说及"三元九运"的推演模式用之于医，不但以之分析群体体质禀赋的厚薄，更以此来分析疾病的发病规律、各家学说的形成及治宜。如王氏认为：一白坎水司令之时，寒水气盛，土不能垣，以东垣温补之论为至当；九紫分司之运，火气燔灼，当以丹溪诸病属火之说为正宗；当其时属中元六白乾金主运，外邪侵阳明经者最重，因而世医重用寒峻攻伐阳明每见效，"而统运究系四绿中宫，又属五黄，故方中用达木之味，以及疏土之药，如香砂者最多。因六白属乾金，故用清理大肠之药，如木耳、枳壳、槐花之类。槐花性寒，宜于北方高燥之地，淮海卑湿，则土茯苓为宜"。于此，王氏也明确提出"天道六十年一小变""先立其元，以明其气"的看法，可谓大司天理论之先声。

　　明末清初的费启泰提出了"大运""小运"的概念，认为小运逐岁而更，大运则六十年一易，而"民病之改易，其应大运"。民病如此，中医各家在治疗上的偏重亦是如此。费氏在《治痘须知大运论》中分析道："东垣一以保脾为主，河间一以滋阴为重，子和一以荡涤为先，皆能表表于世，总得挈领提纲，故得一本万殊之妙。不则当年岂无岁气，而各取其一耶？至于痘症，有独取于辛热，有得意于寒凉，有扼要于保元，是亦治痘之明手，何不见有逐年之分别耶？要知大运之使然，非三氏之偏辟也。"至杨栗山著《伤寒温疫条辨》则全盘接纳了费启泰的观点，并将"治痘需须知大运论"订为"治病须知大运论辨"置于篇首。杨氏传播了费启泰"大运"的观点，但是没有进一步的发挥。真正将大运周期从理论上进行阐发的当推乾嘉时江苏吴县的名医王朴庄。

王朴庄在《伤寒论附余·卷二·寒疫》中对苏东坡所推崇的圣散子方治疗疫病"所全活不可胜数"到"杀人如麻"前后迥异的效果进行了分析，认为是运气发生了变化的缘故。其结合《素问·天元纪大论》"天以六为节，地以五为制……五六相合而七百二十气，为一纪，凡三十岁；千四百四十气，凡六十岁，而为一周，不及太过，斯皆见矣"之论为据，在理论上进行了发挥。其云："扩而大之，以三百六十年为一大运，六十年为一大气，五运六气迭乘，满三千六百年为一大周。"这样，三十岁为一纪，六十年为一大气，三百六十年为一大运，满三千六百年为一大周，是大气候周期变化的规律。其中，王氏认为"天之大运加临于地者，变化难测，地之大气感受于人者，切近易明"，故尤以六十年大气周期为重。一气主司六十年，前三十年为司天、后三十年为在泉，依三阴三阳次序，依次轮转，三百六十年大运轮转一周，三千六百年则为完整的一大周。王氏指出："自黄帝甲子起，前三十年依厥阴风木司天之例，后三十年依少阳相火在泉之例，至坡公时值六十三甲子，则湿土寒水也。晚年知黄州已交六十四甲子，相火用事。其用圣散子治疫，不无贻误。"元丰三年（1080）苏东坡谪居黄州，适逢当地瘟疫流行，其用圣散子方"活人甚众"。其时正时值六十三甲子，太阴湿土司天、太阳寒水在泉，正合王氏"寒疫在运气寒湿时，圣散子自可用"。王氏所言苏东坡知黄州已交六十四甲子，相火用事，用圣散子不无贻误，当是指元丰七年（1084）苏东坡在黄州最后一年，其时正交六十四甲子少阳相火主事。后世在应用圣散子方的过程中亦多有贻误，如叶梦得在《避暑录话》中记载："宣和（1119～1125）间，此药（圣散子）盛行于京师，太学生信之尤笃，杀人无数，医顿废之。"在宋人陈无择的《三因极一病证方论》以及明代医家俞弁《续医说·三卷·圣散子方》中，都提到了宋末辛未年时，永嘉瘟疫流行，服圣散子被害者"不可胜数""不可胜纪"的悲惨局面。此外，俞弁还清晰地记载了圣散子方在明代的一次应用："弘治癸丑年，吴中疫疠大作，吴邑令孙磐，令医人修合圣散子遍施街衢，并以其方刊行，病者服之，十无一生。"以王氏大气周期规律推演是自恰的。圣散子是治寒疫之方，误施于温燥运气环境之下，其结果可想而知。

更者，王朴庄以其大气变迁理论分析了各家形成的原因。如：刘河间重寒凉时为六十五甲子燥火主事，李东垣重补脾胃为六十六甲子寒湿主事，朱丹溪倡滋阴为六十八甲子火燥，张景岳重用温补为七十二甲子寒湿用事，吴又可、周禹载论温疫均值七十三甲子风火用事。这一思想为陆懋修所继承，其在按语中道："余因公之言，作大司天论，两篇推阐前后，使人易晓，以不没公之苦心。"

（2）理论阐释

陆懋修在《世补斋医书·文·卷一·六气大司天》中分上、下两篇，对六气大司天理论作了专门的阐释，其采集中医各家的具体案例，推阐前后，从六气大司天变迁的角度看待中医学术流派的形成及各家临证用药特点，为我们打开了新的视角。

①确立了"六气大司天"的名称，明确了其推演规律，作"大司天三元甲子考"。

王朴庄在《〈伤寒论〉附余》论"寒疫"时，由圣散子方治疫"活人甚众"，到"杀人无数"截然相反的结果，引出了其"大气变迁"的观点。但在原文中并没有对其观点进行提炼，也没有将其推演规律明确记载下来。陆懋修对其理论推崇备至，在继承的基础上进行了系统地整理、发挥，名为"六气大司天"。另外，陆懋修以明代文史学家薛应旂（号方山）《甲子会元》及清代陈宏谋（号榕门）《甲子纪元》为准，作"大司天三元甲子考"（见《世补斋医书·文·卷一·附：大司马三元甲子考》），列"黄帝八年起第一甲子下元"至清代"同治三年七十七甲子上元"4620年中77个甲子上、中、下三元与司天在泉之气的加临配属关系，使"大司天"理论在有理、有例的基础上，更有据可依。

具体来看：第一甲子起黄帝八年，从下元厥阴风木运始，以厥阴为下元、少阴为上元、太阴为中元，复以少阳为下元、阳明为上元、太阳为中元，和前后三元，而配以厥阴、少阴、太阴、少阳、阳明、太阳六气。例如：黄帝八年为第一甲子下元，前三十年厥阴风木司天主气，后三十年少阳相火在泉主气，因此第一甲子为风火之气用事；第二甲子始于黄帝六十八年，二阴少阴君火主前三十年，相应的阳明燥金主后三十年，这样第二甲子火燥用事等，余皆顺次类推，至清同治三年第七十七甲子燥火用事。

②以六气大司天之变迁详析各家学说，打开了研究各家及学术流派形成的新视角。

陆懋修继承王朴庄之说，认为古代各家临证各有侧重，并非各执一偏，而是大气司天使然。太阴湿土司天、太阳寒水在泉，或太阳寒水司天、太阴湿土在泉时，以湿寒、寒湿主气，治当以温散温补为治；当厥阴风木司天、少阳相火在泉，或者少阳相火司天、厥阴风木在泉，为风火、火风主气，是以凉泻清滋为治。如张仲景用青龙、白虎汤，以其所值为风火；刘河间辟朱肱用温之误，申明仲景用寒之治，善用寒凉，以其所值为燥火；李东垣以脾胃立论，专事升阳，以其所值为寒湿；朱丹溪以知、柏治肾，专事补阴，以其所值为火燥。除此之外，陆懋修更以其同治二年在上海亲历的霍乱流行，尽是热证为例。具体例证如表2所示。

表2　六气大司天变迁与各家

甲子	司天在泉	医家	其临证特点
第49甲子下元（184～243）	厥阴风木 少阳相火	张仲景	当时习用乌、附辛热，正值风火运中，为治多误。故仲景以桂枝、麻黄之温，治中风、伤寒之病。即以葛根芩连、白虎、承气、柏皮、栀、豉之清，治温热、湿温之病
第65甲子上元（1144～1203）	阳明燥金 少阴君火	刘完素	守真偏于凉泻；刘守真著《素问元机》，序云"大定丙午"，为金世宗二十六年，即宋孝宗淳熙十三年，乃绍兴甲子之四十三年，燥火用事，亦宜于凉
		钱仲阳	儿病自钱仲阳减金匮八味丸之桂、附，而其于小儿之痘亦用清法，则以其与守真同为六十五甲子燥火用事也
第66甲子下元（1204～1263）	太阳寒水 太阴湿土	李东垣	李东垣为易水高弟，值宋宁宗嘉泰四年，为第六十六甲子，寒湿用事，故宜于温
		陈文中	陈文中十一味木香散、十二味异功散，专主温补，则以其与东垣同为六十六甲子寒湿用事时也
第68甲子下元（1324～1383）	少阴君火 阳明燥金	朱丹溪	丹溪生于至元，卒于至正，值泰定元年第六十八甲子，火燥用事，故宜于清
第72甲子下元（1564～1623）	太阳寒水 太阴湿土	张介宾	明张介宾为万历时人，专主温补，则又为嘉靖四十三年第七十二甲子，寒湿用事时
		万密斋 聂久吾	洎乎嘉靖末年，下逮隆万（隆庆、万历），苦寒之弊，层见选出，故万密斋、聂久吾辈首重保元，莫不以温补为事

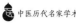

续表

甲子	司天在泉	医家	其临证特点
第73甲子下元（1624～1683）	厥阴风木少阳相火	吴又可周禹载	吴又可论瘟疫，周禹载论温热暑疫，多用寒凉，均值天启四年第七十三甲子风火用事时
第75甲子下元（1744～1803）	太阴湿土太阳寒水	王朴庄	至乾隆九年，第七十五甲子，运值湿寒，其气已转，而医循故辙施治多乖。朴庄先生《伤寒论注》成于乾隆甲寅，以寒凉之治谓不合湿土寒水之运，公之所治无不以温散温补见长，盖公固明于大司天之六气，而自知其所值为湿寒也
第77甲子下元（1864～1923）	阳明燥金少阴君火	陆懋修	余生于嘉庆戊寅，中年以后，肆力于医。逮今同治三年，第七十七甲子又为阳明燥金、少阴君火用事，时上元之气未至而至，故于二年癸亥，上海一隅霍乱盛行，尽为热证。时医以其手足厥逆，竟用丁、附、桂、姜，入口即毙。余于甲子年独以石膏、芩连，清而愈之，或以凉水调胆矾吐而愈之

另外，陆懋修又运用大司天理论对历代医家治疗痘疹的特点进行了梳理，指出：钱仲阳以清法治疗痘疹，值六十五甲子燥火主气；陈文仲主温补，值六十六甲子寒湿；朱丹溪治痘疹以清热解毒，值六十八甲子火燥。又康乾间医生习用费启泰《救偏琐言》寒凉之法，多不验。陆懋修认为是乾隆九年时转入第七十五甲子太阴湿土司天、太阳寒水在泉，应以温为治。王朴庄以温散温补见长，其同时代毗陵庄在田著治痘、治痉，亦以善用温，是所值为湿寒的缘故。至陆懋修自己所处时代，则交第七十七甲子，阳明燥金、少阴君火当令，故"每于痘主清热解毒，痉主泻火坠痰"。与此同

时，陆懋修也指出了"遇虚寒之体、败坏之证，则步趋庄法亦足以应无穷之变。"

在陆懋修看来，以上诸多实例，按其时运一一符合，足以证明六气大司天理论的准确性和实用性，也足以说明，古圣昔贤著书立说皆是补偏救弊，补泻温凉，各随其运，而非人为之偏，即所谓"道与时合"。

陆懋修对六气大司天理论笃信不疑，但他并没有拘泥于此。因为他懂得大气候周期只是一方面的因素，更有当年五运六气因素的影响，"而况地形之南北有高下，人身之禀赋有强弱，且于抱恙之新久尤有分别，凡所以随机而应变者，本非一言可竟。"

总之，系统阐发大司天理论，并运用大司天理论分析医学流派的证治规律及疫病的发病、治疗规律，为中医医家流派、各家学说的研究以及疾病的临床分析提供了新的思路，同时也是对运气学的重要发展。

2. 基于《内经》 阐释运气之学

陆懋修对《素问》"六节藏象论""运气七篇"及"遗篇"（刺法论、本病论）等相关内容注释与阐发，撰《〈内经〉运气病释》九卷、《〈内经〉遗篇病释》一卷，重点对运气病的因、机、证、治、方等方面做了发挥。除此之外，以"运气之学，非图不明"，但考虑到又有"不能图而宜于表者"，作运气十三表以便于查检。

（1）"运气七篇"运气病释

运气之学始于《黄帝内经》"运气七篇"（天元纪大论、五运行大论、六微旨大论、气交变大论、五常政大论、六元正纪大论、至真要大论）。"运气七篇"至唐代王冰补入《素问》才得于传世。后世医家对此七篇多有疑义，有的认为"七篇为古医经《阴阳大论》之文，王冰取以补《素问》所亡佚的第七卷"；有的认为是王冰自撰而加入《素问》，也有人认为是"唐代道家伪托""东汉郑玄解《易》之作"等。尽管受到这些观点的影响，但自王冰以降对"七篇"五运六气思想进行研究的医家不乏其人。然而，对于"七篇"进行专门研究整理的却屈指可数。陆懋修认为，"《素问》自'天元纪'以下七篇，皆言五运六气，天时民病，同异生化之原，正反逆从之治，而先于'六节藏象'发其端。凡在天人气交之病，非此不能知也……此'天元纪'以下七篇所以不可废也"。

七篇，以"天人合一"的整体恒动观为指导思想，以阴阳五行、气化学说为理论基础，从寥廓的宇宙、悬朗的日月星宿，到天气变化的寒暑往来，生命万物的生长壮老已的大背景下，考察人的生命、疾病现象及其因机证治等各个方面，从理至法，无不赅备。

陆懋修以"六节藏象论"为引，申明五运统岁，岁立四时，时布六气，气有盛衰虚实的基本原理，并明确指出："未至而至，此为太过，则薄所不胜而乘所胜也。至而不至，此为不及，则所胜妄行而所生受病，所不胜薄之"为民病之所由作；"天食人以五气，地食人以五味"为治法之所由出。进而节选"运气七篇"运气病相关内容进行了专门的注解。

①《素问·天元纪大论》

"天元纪大论"为七篇之首，"是一篇有关运气学说的概论性文章"。陆懋修主要节选了三方面的内容：其一，从天人相应的整体观念出发，将"天有五行御五位，以生寒暑燥湿风，人有五脏化五气，以生喜怒思忧恐"，概之以"人之五脏本于天之五行"。其二，节选"神在天为风，在地为木，在天为热，在地为火，在天为湿，在地为土，在天为燥，在地为金，在天为寒，在地为水"之论，贯通原文上下，以"在天为气即在地成形，上下相召，而损益彰"为释，凸显出了五运六气整体恒动的基本观念。其三，摘录了十干统运、十二支纪气的五运六气的基本推演模式：

天之十干以合化而成五运：甲己之岁，土运统之；乙庚之岁，金运统之；丙辛之岁，水运统之；丁壬之岁，木运统之；戊癸之岁，火运统之。

地之十二支以正化、对化而成六气：子午之岁，上见少阴；丑未之岁，上见太阴；寅申之岁，上见少阳；卯酉之岁，上见阳明；辰戌之岁，上见太阳；巳亥之岁，上见厥阴。

三阴三阳之本是为六元（即天元）：厥阴之上，风气主之；少阴之上，热气主之；太阴之上，湿气主之；少阳之上，相火主之；阳明之上，燥气主之；太阳之上，寒气主之。

②《素问·五运行大论》

"五运行大论"，陆懋修独取"气有余则制己所胜而侮所不胜；其不及则己所不胜侮而乘之，己所胜轻而侮之；侮反受邪，侮而受邪，寡于畏也"为释。陆懋修释曰："己不务德或所胜妄行，有胜必有复，复则己反受邪。亦民病所由作，而治法所从出也。"此与"六节藏象论"之太过、不及之论相得益彰，概而言之，及"胜复"二字。

五运六气之化，有当其时而至、有先其时而至、有后其时而至的不同情况：当其时而至者，产生的是平气，平气为气化之常，没有胜复现象产生；而气至有所先后的，必然会有太过与不及，胜复也就因此而产生。胜复是自然气化过程中的一种自衡调节机制，是五运六气为病之机理，亦是胜复治则治法之所从出。

③《素问·六微旨大论》

"六微旨大论"针对自然界中六气之间相承制约的关系，提出了"亢则害，承乃制，制则生化，外列盛衰，害则败乱，生化大病"的理论。"亢害承制"是自然界的生化规律和自衡机制，六气相承制约，是自然气化正常进行和万物生化不息的重要保证。陆懋修释曰："亢必受制，而亦非制不生也。病如是，治亦如是。""亢害承制"在一定程度上概括了人体的自稳调节机制，有助于对人体的生理、疾病现象本质的把握，具有很高的理论价值和临床意义。

在人的起源问题上，中医认为人是由于天气下降，地气上升，天地氤氲而生。即所谓"天地合气，六节分而万物化生矣"；"人以天地之气生，四时之法成……人生于地，悬命于天，天地合气，命之曰人"。从后天的生存环境来看，人总生活在天地"气交"之中，即《素问·六微旨大论》所谓"上下之位，气交之中，人居之也"。可见，生命万物与自然界通过气的升降出入而息息相通。陆懋修取原文"气交之中，人居之也"，"气交之分，人气从之，万物由之"为论，强调民病在于气交，治亦当于气交求之，作为医者不可不知。

④《素问·气交变大论》

"气交变大论"分论五运之化的太过、不及及其为病，陆懋修在《〈内经〉运气病释·气交变大论篇》将之归结到一处，一一做了注释。以土运为例。

六甲年为阳年，土运太过，土胜水，气候以雨湿为主，肾水受邪。民病腹痛、清厥、意不乐、体重、烦冤，是土有余制己所胜，"土邪伤肾既脾志不舒，而心肾亦不交"的缘故；甚者肌肉萎、足痿不收、行善瘛、脚下痛，是"土邪有余，脾经自病，发为痿痹"；饮发，中满食减、四肢不举，是"土气太过而水气不行"；病腹满、溏泄、肠鸣，为"土盛水衰，水气伏而土气独行"，其下利甚者，是"水为土克，而水之子木以风气复之也。木复而土病，始则有余而侮，继则侮反受邪，故土自病而利不止"之故。太溪绝者，是土亢肾气绝，此则难治。

六己年为阴年，土运不及，木乘之，气候多风，化气不令。民病飧泄、霍乱、体重腹痛、筋骨繇复、肌肉瞤酸、善怒，是"土不及而木乘之，皆脾弱肝强之病"；多有病寒中者，以"土气不及，寒水无畏，水气独行而火土并衰"的缘故，惟己巳、己亥少阳相火在泉，得火之助，民得无病；病胸胁暴痛、下引少腹、善太息，是"土衰木亢，而土之子金以燥气复之，肝胆同病"；民食少失味，是"土不及则脾不磨谷，运化不速"之故，"其病内舍心腹，外在肌肉四支"亦土衰之病。这样不但将不及与太过为病的特点凸显了出来，更将"气有余则制己所胜而侮所不胜；其不及则己所不胜侮而乘之，已所胜轻而侮之"的机理做了最好的诠释。

⑤《素问·五常政大论》

"五常政大论"主要介绍了五运平气、太过、不及的一般规律，及其在气候、物候及病候上的各种表现。

以木运为例。木运平气，敷和之纪，其病里急支满。陆懋修认为中运风木之平气，其病宜在筋，以肝主筋之故。凡人当运气中应有之证，得助得制即可无病，或虽病却不甚，是为平气。木运不及，为委和之纪，其病摇动注恐、肢废痈肿疮疡，是"中运木不及而从金化，金又刑木，木生火"而为病。木运太过，为发生之纪，其病怒、吐利，是"木运太过而又克土，故上吐下泻"。

此外，其岁有太过、不及之年，但疾病的发生并不相应者，是受该年司天在泉之气影响的缘故，《素问·五常政大论》原文分别对六气司天为病，六气在泉不同的生化作用进行了介绍。陆懋修将司天与在泉相对应，从岁半前司天为主，岁半后在泉为主，对病证及治宜进行了分析注解。

如厥阴司天，民病体重，肌肉萎，食减口爽，是风木下临乘土，脾土为病。其释曰："此风气临下，土之所畏，故脾气从而病也。食减口爽，即损谷则愈之谓"；目转耳鸣者，是肝胆同见风木之病。并认为以上皆天气所生病。其病赤沃下者，为少阳相火在泉，火行于地而见尿血，为地气所生之病。厥阴司天，相应的少阳在泉，原文提出："少阳在泉，其治苦酸"。陆懋修认为，当云"酸苦"，以"是年上木则下火，风热交加。酸属木，以治其上；苦属火，以治其下"。

这种将司天、在泉统一起来进行认识的方法，是五运六气研究中整体观念的体现，是值得我们学习的。在运气学说当中，必须全面考虑，综合运用，时刻都需要秉持之观念。

⑥《素问·六元正纪大论》

此篇主要从六气司天的角度分析了太阳、阳明、少阳、太阴、少阴、厥阴司天六十年中各个年份的气候、物候与人体疾病的表现，以及在治疗和饮食调养上的原则和方法。陆懋修首先以六气气化主司轮转之序对原文的前后顺序做了调整，以厥阴、少阴、太阴、少阳、阳明、太阳为序，就六气司天的民病及每年从初之气至终之气的民病特点，以及用药之宜进行了注释。

以少阴司天为例。少阴司天，即子午十年，气化先天时而至，民病咳喘、血溢、血泄、鼽嚏、目赤眦疡、寒厥入胃、心痛、腰痛、腹大、嗌干、肿上。陆懋修注曰："此以上火下金，火热而金清，故热病见上，清病见下。"指出了司天、在泉之气对民病的影响。对主气为病的分析，则综合了客气尤其司天、在泉之气及相邻主气的影响，如：

初之气，民病关节禁固、腰脽痛以及中外疮疡，以太阳寒水临客，民易感寒而为关节禁固、腰脽痛。对于中外疮疡之病证，一般有两种解释：其一，厥阴风木主初之气，主温，由于客气为太阳寒水，温被寒郁，形成表寒里热或郁而化热为疮疡；另一种解释认为，少阴君火司天，客气厥阴风木主温，又值二之气少阴君火主气将至，是以温热为疮疡之病。陆懋修持第二种解释，画龙点睛指出"此寒水为病，而以二之气炎暑将临，故又病热"。二之气，民病淋、目瞑目赤、气郁于上而热，此为"木火相生，民气当和，而火郁亦不能不为病"，即主气为君火，客气厥阴风木，风火相扇是以为热病。三之气，民病气厥心痛、寒热更作、咳喘、目赤，皆因司天君火所临，加以少阳相火主气，"二火交扇"，故病热。四之气，民病寒热、嗌干、黄瘅、鼽衄、饮发，此以"客主气皆湿土，又承君相二火之后，故病湿热"。五之气燥金所主，相火加临，"阳随收令，惟火沴金，时寒气热，阳邪之胜"，是以民多温病。终之气，民病肿于上、咳喘、甚则血溢，病生皮腠，内舍胁下，连少腹，而做寒中，以"司地燥金用事。金性收敛，故五气之余火内格；金气清，故本气之新寒又作"。对于其治宜，《六元正纪大论》提出："岁宜咸以软之而调其上，甚则以苦发之，以酸收之而安其下，甚则以苦泄之。"陆懋修认为咸从寒水化，故能调在上之君火；金以酸补，故能安在泉之燥金。上热甚，则非用苦之阳不能发越；下热甚，则非用苦之阴不能涌泄。进而悟得"同一苦味，而有从阳从阴之别，即有苦寒、苦热之殊。余所以谓药借病用"。

"六元正纪大论"中，载有子午、寅申、辰戌之年的民病，巳亥、丑未、卯酉三纪则未载。陆懋修将其摘录，合而为释（见表3）：

表3 《六元正纪大论》对子午、寅申、辰戌之年民病的记载

甲子	民病	注解
子午之岁		
壬子、壬午	支满	中运太角，木太过而克土
戊子、戊午	上热血溢	中运太徵，火太过而伤阴
甲子、甲午	中满身重	中运太宫，土太过而脾自病
庚子、庚午	下清	中运太商，金太过而致燥病
丙子、丙午	寒下	中运太羽，水太过而见寒病
寅申之岁		
壬寅、壬申	掉眩，支胁惊骇	中运太角，木太过而肝为病
戊寅、戊申	上热郁，血溢，血泄，心痛	中运太徵，火太过而心为病
甲寅、甲申	体重，胕肿，痞，饮	中运太宫，土太过而脾为病
庚寅、庚申	病肩背胸中	中运太商，金太过而肺为病
丙寅、丙申	病寒、浮肿	中运太羽，水太过而肾为病
辰戌之岁		
壬辰、壬戌	眩掉目瞑	中运太角，木太过而见风病
戊辰、戊戌	热郁	中运太徵，火太过而见热病

续表

甲子	民病	注解
甲辰、甲戌	湿下重	中运太宫，土太过而见湿病
庚辰、庚戌	燥，背瞀胸满	中运太商，金太过而见燥病
丙辰、丙戌	大寒留于谿谷	中运太羽，水太过而见寒病

　　此外，原文对初之气至终之气民病的特点进行了论述，谓之六气所至"病之常"。陆懋修以六气为纲，合而为释。

　　之后，陆懋修更较为系统地对五运郁发之为病及其治则进行了注解。五运之气化的太过或不及，出现当升不升、当降不降，运气的自然之性不得伸展，自然气候容易出现郁发之变。人亦应之而为病。对于治疗，"六元正纪大论"提出了"木郁达之，火郁发之，土郁夺之，金郁泄之，水郁折之"，意深而言简，于是就有了后世众多医家不同程度的发挥。如：唐代的王冰是注解"运气七篇"的第一人，其释曰："达，谓吐之，令其条达也。发，谓汗之，令其疏散也。夺，谓下之，令无壅碍也。泄，谓渗泄之，解表利小便也。折，谓抑之，制其冲逆也，通是五法，乃气可平调，后乃观其虚盛而调理之也。"其对"五郁"之治的"达""发""泄""折""夺"，以"吐""汗""下""解表、利小便""制其冲逆"来解释，将"五郁之治"引入具体治法的层面。王冰的注解对后世影响是很深远的，一些医家寻着王冰的思路，对"五郁"治法又做了进一步地补充与发挥。诸家之论，多是将"五郁"之治从治法展开，扩而充之。陆懋修对运气学说有着深厚的功底，其对"五郁"治则的解释，紧扣运气病机，要言不烦，多有精义。如：

　　木郁达之："达，畅达也。木喜条达。凡在表者，当疏其经；在里者，当疏其脏。但使气得通行皆谓之达。"

火郁发之："发者，发越也。凡火之所居，其有结聚敛伏者，不宜蔽遏，故当因其势而解散之、升扬之也。凡病于阳虚、阳盛二者之外，另有阳为阴遏之证，皆当用升阳散火之法。"

土郁夺之："夺者，直取也。土畏滞，凡滞在上者可吐；滞在下者可泻。而皆不外直取其中，以安其上下也。"

金郁泄之："泄者，疏利也。金郁之病，为咳，为闭，为寒，凡解表、利气、通便，皆谓之泄。"

水郁折之："折，抑制也。水郁之病为寒、为水，其性善流。凡养肺金、实脾土、利膀胱、壮命火，皆谓之折。"

陆懋修对于"五郁"之治的解释，更切中运气之病机，凸显了顺应五行之气的自然本性，解五郁之困的基本精神。

⑦《素问·至真要大论》

"至真要大论"是"运气七篇"的总结篇，也是理论升华为用之论。陆懋修分四篇，对"至真要大论"运气病证及其治法进行了注解。

其一，《〈内经〉运气病释·四》以六气为纲，对司天之气淫胜、司天之气不足而邪气反胜，在泉之气淫胜、在泉之气不足而邪气反胜之病证及治法进行了梳理与注解。

六气因风、热、火、湿、燥、寒的不同，其淫胜、邪气所胜致病证亦有风、热、火、湿、燥、寒的不同特点，但其发病却有着相似的规律，在治疗上有一定的规律可循。

其为病，司天、在泉之气淫胜，有伤腑、伤脏的不同倾向。司天为天气，通于五脏；天气淫胜，伤所胜之脏为主。在泉为地气，通于六腑；地气淫胜，先伤所胜之腑，次及于所胜之脏，兼见本经病变。其发病总以六气相之脏腑本病，及相互乘侮为一般发病规律。其治，药性上，选择寒热温凉正治之法；药味上，治以所不胜，佐以所利。邪气反胜者，因不能淫胜于他气，反为不胜之气为邪以胜，故而在治疗上要先泻其邪，而后平其正气。其中，总以佐其所利、制其所不胜为一般治疗规律。陆懋修对条文的梳理、归类及注解研究，凸显了这一规律特点。以厥阴风木致病为例：

厥阴司天，主巳亥之岁的前半年，为风淫所胜，民病胃脘当心而痛、上支两胁膈咽不通、饮食不下、舌本强、食则呕、冷泄、腹胀、溏泄、瘕、水闭等病证，以"肝邪乘脾，故诸病皆见于己土"，是以病本于脾。风淫所胜，其治"平以辛凉，佐以苦甘，以甘缓之，以酸泻之"。此以风木之气，惟金能胜，故治以辛凉。辛从金化，凉为金气。而过于辛则反伤其气，故佐以苦甘。苦以温金，甘以益气。亦即"肝苦急，急食肝以缓之"，"以酸泻之"。厥阴司天，则前半年的气候当是风气偏胜、气温偏温，而当其反为清邪所胜时，实际气候就会变得偏燥、偏凉。因此，在治疗上就不能固守"风淫所胜，平以辛凉，佐以苦甘，以甘缓之，以酸泻之"的治法，而是需要按照凉燥之气偏胜来治疗，同时也需要兼顾为燥气所胜的司天之风木，故曰"风化于天，清反胜之，治以酸温，佐以甘苦"，以温以制清，甘以缓肝之急，苦以温金之清。

厥阴在泉，主寅申岁半以下风司于地，民病洒洒振寒，善呻数欠，心痛支满，两胁里急，饮食不下，膈咽不通，食则呕，腹胀善噫，得后与气则快然，如衰身体皆重，以"木邪淫胜，而脾胃受伤为病"。风淫于内，"治以辛凉，佐以苦甘，以甘缓之"，同于司天淫胜之治。其"以辛散之"，则取"肝欲散，急食辛以散之"。厥阴在泉，若为清气所胜，其与司天邪胜的治法基本相同，只是更需"以辛平之"。陆懋修注曰："木之正味，其补以辛；金之正味，其泻以辛。故可两平之。"对辛味的佐治作用做了很好的解释。

其二，《〈内经〉运气病释·五》就客主之气相胜致病及正味药物的选择运用进行了注解。

主气，主司一年六步的季节性气候变化，始于厥阴风木，终于太阳寒水，年年不变。客气，加临于主气之上，以司天加临于三之气上，以"一阴厥阴风木→二阴少阴君火→三阴太阴湿土→一阳少阳相火→二阳阳明燥金→三阳太阳寒水"为序轮转。主气静而常，客气动而右迁，客主之气，有胜而无复。因此，客主之气为病，也就是"主胜客"或者"客胜主"的问题。以厥阴司天为例：

厥阴司天，"客胜则耳鸣掉眩，甚则咳"，是言客初之气阳明燥金胜，客之二气太阳寒水胜，客三之气厥阴风木胜为病，风胜则耳鸣掉眩，燥胜、寒胜则为咳；"主胜则胸胁痛，舌难以言"，是言风木、君火、相火三气胜客，木胜则胸胁痛，为肝胆之病，火胜则舌难言，以心为火脏，开窍于舌。其治疗，"至真要大论"原文提出了"厥阴之客，以辛补之，以酸泻之，以甘缓之""木位之主，其泻以酸，其补以辛"的治疗原则。对于辛补、酸泻，陆懋修指出："木性升，酸则反其性而敛之，故曰泻；木喜条达，辛则助其气而发之，故曰补。"木性升散，酸味反其性而收敛，故泻以酸；辛则助其发生之气，故为补。正如《素问·脏气法时论》所言"肝欲散，急食辛以散之，用辛补之，酸泻之"。厥阴之客，与木位之主同其治，只是在补泻先后上有所不同，且又以甘味以缓木之急。亦如《素问·脏气法时论》曰："肝苦急，急食甘以缓之。"其余同法，其基本规律为：各以其正味，主胜则先泻后补，客胜则先补后泻。

其三，《〈内经〉运气病释·六》注解六气相互制胜、为复时人体疾病的证候表现及治法。以厥阴风木气胜为例：

风木气胜，土受制，民病耳鸣，头眩，愦愦欲吐，胃膈如寒；其肤胁气并，化而为热，则小便黄赤者，是"肝邪盛而化热，侵及小肠"；胃脘当心而痛，上支两胁，甚则呕吐，膈咽不通，是"木胜克土，胃而病"；肠鸣飧泄，少腹痛，注下赤白，此以"胃、大肠皆属阳明，足经病而手经亦病"。对于治疗"至真要大论"原文提出了"治以甘清，佐以苦辛，以酸泻之"。陆懋修释曰："甘为土味，清为金气。土金相生，则木有制则土不受客矣。佐以苦辛，苦为火味以生土，辛为金味以制木。木性条达，反其性而敛之，故为泻"。可知，厥阴风木之胜，木胜土败，治以培土泻木之法：治以甘清者，以甘益土，清平木；佐以苦辛者，以苦生土，辛制木；以酸泻之者，是以木之正味酸，泻木之有余。其余亦可以此类推。总之，六气之胜，治当取其正味，助不胜者，制行胜者，泻胜气之有余，佐以所利。

厥阴之复，民病少腹坚满，里急暴痛，为"肝邪盛而气急"；厥心痛，汗发，为"肝邪乘胃，上凌于心，而阳气泄"；呕吐，饮食不入，入而复出，甚则入脾，食痹而吐，"此脾受肝伤，故食入不化，或入而气闭不通，吐出乃已"；筋骨掉眩，清厥，"此风气盛而头目颤运，手足逆冷"。"至真要大论"曰："厥阴之复，治以酸寒，佐以甘辛，以酸泻之，以甘缓之。"其治以酸寒者，以"酸为木味，寒为水气。木之正味其泻以酸。木火相生，一清以寒"；佐以甘辛者，"木盛土衰，以甘补土。辛从金化，以辛制木"；酸泻甘缓者，是"皆木之正味，而为正治"，一以泻肝之实，一以缓肝之急。

气之复，皆以气之胜为先。因此，其治法较六气之胜为复杂，其治疗不但要考虑当前为胜的复气、不胜之气，同时也要兼顾先前胜气向不胜之气的转化。陆氏将六气胜复条文一一对应，将其治法之差异和特点凸显出来。

其四，《〈内经〉运气病释·七》释"病机十九条"。

历代医家对"病机十九条"的注解十分丰富，陆懋修之注亦别有特点。如对"诸痿喘呕，皆属于上""诸厥固泄，皆属于下"的解释，医家多分而论上下，陆氏却合而为论，并将其与治法联系起来，认为其病属手少阳三焦，是"三焦之气游行上下，而治必取诸中焦，中安而上下皆安也。痿属心肺，厥属肝肾"。

原文对"病机十九条"引《大要》之言，以明十九条之病机各有所属，即"谨守病机，各司其属，有者求之，无者求之，盛者责之，虚者责之，必先五胜，疏其血气，令其调达，而致和平，此之谓也"。对

"有""无"，"盛""虚"，一般认为"有"言实证、"无"言虚证，"盛"即实证、"虚"即虚证，"有者求之，无者求之"与"盛者责之，虚者责之"之义相同。陆懋修并没有人云亦云，指出："有、无皆以证言，人但知有是证之为病，而不知无是证之为病或隐伏也。故即于有者求之，尤当于无者求之也。盛谓邪已实，邪而实，不可不知；虚谓邪未实，邪未实尤不可不知也。"笔者认为，六气之为民病，有见其证者，亦有其证或隐伏者；六气为病，多主邪实，亦有邪尚未成实者，皆需守机为治。其中，"无者求之""虚者责之"，于运气病证的防治有着积极的意义，陆懋修的注释恰提示了这一点。

对于十九条病机不言燥，以及燥邪的属性问题，始自刘完素在病机十九条的基础上，补充"诸涩枯涸，干劲皴揭，皆属于燥"的论断。其后，清代医家喻嘉言立论"秋伤于燥"，对燥邪的性质在"亢害承制"的思想指导下提出了"燥金虽为秋令，虽属阴经，然异于寒湿，同于火热"的论断，将燥邪温、凉之属的问题推了出来，成为医家研究的热点。对此，陆懋修提出了自己的观点："燥本属寒，而毗于寒则为寒，毗于火即为火，《易》所以谓'火就燥也'。况诸暴强直，风亦致燥；诸痉项强，湿亦化燥。燥无定也。则凡十九条皆可以求燥也。岂是独遗燥耶！"这样将燥邪寒、温之属的问题，以及十九条独不言燥的问题被化解了。

其五，《〈内经〉运气病释·八》《〈内经〉运气病释·九》五运、六气时气民病证治。

陆懋修选取了宋代陈无择《三因极一病证方论》卷五中"五运时气民病证治"十方、"六气时行民病证治"六方，并引用了缪问所注方解。

陈无择认为岁气流行对人体的影响不可忽视，尤其一些流行性疾病的发生于运气不无关系，如"疫气遍行，而一方皆病风温；或清寒伤藏，则一时皆犯泻痢；或痘疹盛行，而多凶多吉，期各不同；或疔毒遍生，而是阴是阳，每从其类；或气急咳嗽，一乡并兴；或筋骨疼痛，人皆道苦；或时下多有中风；或前此盛行痰火。诸如此者，以众人而患同病"皆运气使然。因之，制方 16 首，为五运、六气时气致病给出了具体治疗方药（见表 4、表 5）。清代乾隆、嘉庆年间的缪问（字芳远），从其同邑姜体乾处录得陈无择《三因司天方》，"悯陈氏之学久失其传，以游艺之余疏通而解释之，复以生克运化之际论说"以明其学。

　　陆懋修在选录过程中，将陈无择以甲、乙、丙、丁、戊、己、庚、辛、壬癸十干为序的原文内容，调整为甲己、乙庚、丙辛、丁壬、戊癸五运五气之化为序，突出了五运太过不及为病制方的不同特点。对缪问之注，则是全盘采用，仅对某些文字做了一些改动，其或为行文易晓，或为加入个人见解。如：六丙年，岁水太过，方为黄连茯苓汤，缪氏解黄连曰："黄连味苦，可升可降，寒能胜热者，以平其上下之热"，陆懋修改其行文为"黄连之可升可降，寒能胜热者，平其上下之热"。甘草"为九土之精，实堤御水，使水不上凌于心，而心自安"，陈无择喻之以"围魏救赵，直取大梁之法"，陆懋修并未录用此语；针对土气来复用半夏，是"借半夏之辛，以补肝而疏土之实"，而陆懋修似乎并不认可其"补肝"之论，改为"借半夏之辛温以疏土"。

表 4　五运时气民病证治十方

五运	制方
太宫运（六甲）	附子山萸汤：附子片㗂、山茱萸、乌梅肉、木瓜、肉豆蔻、姜半夏、丁香、木香、生姜、大枣
少宫运（六己）	白术厚朴汤：白术、厚朴、桂心、青皮、甘草㕙、藿香、干姜㗂、半夏
少商运（六乙）	紫菀汤：紫菀茸、桑白皮、人参、黄芪、地骨皮、杏仁、白芍药、甘草、生姜、大枣

续表

五运	制方
太商运（六庚）	牛膝木瓜汤：牛膝、木瓜、白芍药、杜仲、黄松节、菟丝子、枸杞子、天麻、生姜、大枣、甘草
太羽运（六丙）	黄连茯苓汤：黄连、黄芩、赤茯苓、半夏、通草、车前子、甘草、远志、麦冬、生姜、大枣
少羽运（六辛）	五味子汤：五味子、附子片、熟地黄、巴戟天、鹿茸、杜仲_炒、山茱萸、生姜、盐
少角运（六丁）	苁蓉牛膝汤：苁蓉、熟地黄、牛膝、当归、白芍药、木瓜、甘草、乌梅、鹿角、生姜、大枣
太角运（六壬）	茯苓汤：白茯苓、白术、甘草、草果、厚朴、半夏、干姜_炮青皮、生姜、大枣
太徵运（六戊）	麦门冬汤：麦门冬、人参、桑白皮、紫菀茸、半夏、甘草、白芷、竹叶、生姜、大枣
少徵运（六癸）	生黄芪、茯神、紫河车、远志、酸枣仁、生姜、大枣

表5 六气时行民病证治六方

六气司天	制方
厥阴风木司天（巳亥十）	敷和汤：半夏、茯苓、酸枣仁_生、甘草、五味子、干姜_炮、枳实、青皮、诃子、大枣
少阴君火司天（子午十）	正阳汤：当归、川芎、玄参、旋覆花、白薇、白芍药、桑白皮、甘草、生姜
太阴湿土司天（丑未十）	备化汤：附子片_炮、生地黄、茯苓、覆盆子、牛膝、木瓜、生姜、甘草

续表

六气司天	制方
少阳相火司天（寅申十）	升明汤：酸枣仁_{生、熟各半}、车前、紫檀香、蔷薇、青皮、半夏、生姜、甘草
阳明燥金司天（卯酉十）	审平汤：天门冬、山茱萸、白芍药、远志、紫檀香、白术、生姜、甘草
太阳寒水司天（辰戌十）	静顺汤：附子片_炮、干姜_炮、茯苓、牛膝、甘草、防风、诃子、木瓜

（2）《素问》"遗篇"病释

陆懋修作《〈内经〉遗篇病释》1卷，就《素问·刺法论》《素问·本病论》两篇提出的间气升降不前、司天不迁正不退位，所致"五郁"病证及其刺法内容，进行了整理和注解，并作"木疫解""火疫解""土疫解""金疫解""水疫解"，对运气刚柔失守"三年化疫"理论做了阐述。陆懋修认为，《素问》不见"疫"字，以"刺法论""本病论"二篇之遗的缘故。并强调指出此二篇所论五疫，正与"六元正纪大论"五郁之证互相发明，为论疫之原。

①间气升降不前

a. 间气升之不前

去岁在泉的右间欲升为新一年司天的左间，被胜己之先天中运所克制，称为"升之不前"。其治则泻取本经五行之本穴。本经，是指与被郁之气五行属性相同的五脏经脉；本穴，则是指本经上与被郁之气五行属性相同的腧穴。这些腧穴是针对五输穴而言。五输穴分属十二经脉，又具有自身的五行属性。《灵枢·九针十二原》论曰："所出为井，所溜为荥，所注为输，所行为经，所入为合。"其五行属性按"阳井金""阴井木"，又以相生顺序定荥、输、经、合的五行属性。郁之不前者，刺其本经五行之本穴，用泻法以泻盛蠲余。以巳亥年为例：巳亥继辰戌之后，辰戌之年在泉之右间少阴君火，至巳亥之年欲升为司天之左间，若遇辛巳、辛亥水运年，以水胜少阴君火，故每多见火郁之证，民病伏阳，内生烦热，心神惊悸，寒热间作。久郁暴热，化作温疠、火疫，皆烦而燥渴。其治宜泻取本经五行属火之荥穴，因心包代心受邪，故取心包经之荥（火）劳宫穴。（表6）

表6　间气升之不前

五运	民病	刺穴
木	民病温疫早发，咽嗌乃干，四肢满，肢节皆痛。久而化郁……民病卒中偏痹，手足不仁	肝经（木） 井穴（木）：大敦
火	伏阳，而内生烦热，心神惊悸，寒热间作。日久成郁，即暴热乃至，赤风肿翳，化疫，温疠暖作，赤气彰而化火疫，皆烦而躁渴	心包经（火） 荥穴（火）：劳宫
土	风厥涎潮，偏痹不随，胀满。久而伏郁，即黄埃化疫也，民病夭亡，脸肢府黄疸满闭	脾经（土） 输穴（土）：太白
金	伏阳在内，烦热生中，心神惊骇，寒热间争。以成久郁，即暴热乃生，赤风气瞳翳，化成郁疠，乃化作伏热内烦，痹而生厥，甚则血溢	肺经（金） 经穴（金）：经渠
水	上热，喘嗽血溢。久而化郁，即白埃翳雾，清生杀气，民病胁满悲伤，寒鼽嚏嗌干，手拆皮肤燥	肾经（水） 合穴（水）：阴谷

b. 间气降之不下

去岁司天之右间欲降为新一年在泉的左间而不能，称为"降之不下"。其病"五郁"，其治需先刺所不胜之阴经的井穴，后刺相表里阳经的合穴。如巳亥年：去岁辰戌司天之右间阳明燥金，至巳亥之年欲降为在泉之左间，欲癸巳、癸亥火运，火胜阳明之金，故每见金郁之证，民病昏倦，夜卧不安，咽干引饮，懊热内烦，久而掉眩，手足直而不仁，两胁作痛，满目肮肮。其治亦先刺所不胜阴经心包经之井穴中冲，后刺所不胜阳经三焦经之合穴天井。（表7）

表7　间气降之不下

五运	民病	刺穴
木	惧清伤脏	肺　经（金）：井 – 少商 大肠经（金）：合 – 曲池
火	面赤心烦，头痛目眩，温病欲作	肾　经（水）：井 – 涌泉 膀胱经（水）：合 – 委中
土	四肢不举，昏眩，肢节痛，腹满填臆	肝　经（木）：井 – 大敦 胆　经（木）：合 – 阳陵泉
金	掉眩，手足直而不仁，两胁作痛，满目肮肮	心包经（火）：井 – 中冲 三焦经（火）：合 – 天井
水	大厥，四肢重怠，阴萎少力	脾　经（土）：井 – 隐白 胃　经（土）：合 – 足三里

②司天不退位、不迁正

不迁正，是指应值司天之气不足，不能按时主值；不退位，司天之气"不迁正""不退位"，势必影响左右间气的升降，使其应升不升，应降不降，使整个客气的运行规律失常。其为病影响六气相感之脏腑，其治疗亦取相应经脉腧穴为治。

a.司天不退位

以已亥年为例：已亥年，司天太阳寒水不退位，则厥阴风木无法迁正司天之位。太阳不退位，"本病论"原文阙，陆懋修以上年太阳未即退位之义推之，以"已亥初气，民病寒于右之下"一语补之。其治则泻取本经

即肾经之井涌泉穴。司天之气有余，不退位，泻泻本经或相表里经之合穴，以取其化源，泻其有余。（表8）

表8　司天不退位

六气	民病	刺穴
厥阴风木	温疫，疵废风生，民病皆肢节痛，头目痛，伏热内烦，咽喉干引饮	泻肝经（木）之所入井穴：大敦
少阴君火	膈热咽干，血溢惊骇，小便赤涩，丹瘤，疮疡留毒	泻心包经（火）之所入井穴：中冲
太阴湿土	四肢少力，食饮不下，泄注淋满，足胫寒，阴萎闭塞，失溺小便数	泻脾经（土）之所入井穴：隐白
少阳相火	邪少气，寒热更作，便血上热，小腹坚满，小便赤沃，甚则血溢	泻三焦经（火）之所入井穴：关冲
阳明燥金	呕吐暴注，食饮不下，大便干燥，四肢不举，目瞑掉眩	泻肺经（金）之所入井穴：少商
太阳寒水	肾病	泻肾经（水）之所入井穴：涌泉

b. 司天不迁正

仍以巳亥年为例：厥阴不迁正，则民病喜怒，目系转，转筋，淋溲小便赤。其治宜刺本经或相表里经之荥穴，此则刺肝经荥穴行间。司天之气不足，不迁正，气化失常，则各刺本经或相表里经之荥穴。"所溜为荥"，开通所流，资其化源，名为泻实为补，补注不足司天之气以迁正。（表9）

表9　司天不迁正

六气	民病	刺穴
厥阴风木	淋溲，目系转，转筋喜怒，小便赤	刺肝经（木）之所流经荥穴：行间

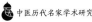

六气	民病	刺穴
少阴君火	寒热，四肢烦痛，腰脊强直	刺心包经（火）之所流经荥穴：劳宫
太阴湿土	手足肢节肿满，大腹水肿，填臆不食，飧泄胁满，四肢不举	刺脾经（土）之所流经荥穴：大都
少阳相火	胻疟骨热，心悸惊骇，甚时血溢	刺三焦经（火）之所流经荥穴：液门
阳明燥金	寒热鼽嚏，皮毛折，爪甲枯焦，甚则喘嗽息高，悲伤不乐	刺肺经（金）之所流经荥穴：鱼际
太阳寒水	温疠至，喉闭溢干，烦燥而渴，喘息而有音	刺肾经（水）之所流经荥穴：然谷

③ "五疫"解

司天在泉与主运的天干地支之间有着刚柔相配的关系，若当年的司天或在泉之气因故不得迁正，则天干地支的上下配合关系发生变化，称作刚柔失守，三年之中便会发生疫疠。

以土疫的发生为例：甲与己合为土运，上甲则下己；

上位甲子：甲子、甲午（刚土）；

司天：少阴君火；

在泉：阳明燥金；

下位甲子：己卯、己酉（柔土）；

司天：阳明燥金；

在泉：少阴君火。

如甲子、甲午年土运太过，抑上年司天之右间太阳寒水不得升为本年在泉之左间。寒水不降，则上年厥阴司天不退位，而本年司天之少阴亦不能迁正。在下己土之柔不得上合甲土之刚，而反以癸火之司天风木临己土

之在泉，则上癸下己不和。土运虚，木胜土，金又复木。不独甲失守，己
亦失守，后三年化为土疫。甚则丙寅、丙申，微则丁卯、丁酉，土疫至。
若更遇上年在泉之戊寅、戊申不退位，则己卯、己酉柔土之化不正于下，
有甲无己，刚干孤立，亦为木胜金复，三年后必做土疫。

总之，运用五运六气理论分析相关疾病的证治，是对辨证论治方法的
丰富和补充。然而，气化只是疾病发生、发展过程中的一个因素，而不是
唯一因素，因此遵循五运六气规律来分析、治疗疾病，应视具体情况，切
不可拘泥和盲目夸大其用，更不可拘泥于干支推演。陆懋修对于拘泥干支
推演应用运气之学深恶痛绝，在《世补斋医书·文·卷十六·下工语屑》
指出："运气之学，坏于马元素之徒。至以某年生人、于某日得某病、当用
某药为言……再有程德斋者，作《伤寒钤法》以得病日干支用药。自由此
等人，而明其大义者转不肯以此为言，此学由是失坠"。可见，成法可稽，
掌握圆机活法更重要。

（3）作《内经》运气十三表

五运六气之学，非图不明。前人注《内经》运气之学，每于义难晓之
处，常辅以图示。如宋代的刘温舒《素问入式运气论奥》论五运六气，共
三十论，配二十九图；明代的张介宾《类经》，分类论说，作图四十八。陆
懋修认为，运气之学有不能图而宜于表者，故作十三表，为《〈内经〉运气
表》。实际上，在运气学中，图表均是不可或缺的工具，可相互为参。有鉴
于此，笔者对陆懋修所作十三表，以表、论相结合的方式进行一一介绍，
有需辅图说明者，则附以图示（见图1）。

①五气经天表

《素问·五运行大论》引《太始天元册》曰："丹天之气，经于牛女戊分；
黅天之气，经于心尾己分；苍天之气，经于危室柳鬼；素天之气，经于亢氐
昴毕；玄天之气，经于张翼娄胃。所谓戊己分者，奎璧角轸，则天地之门户
也。夫候之所始，道之所生，不可不通也。"陆懋修作表如下（见表10）：

表10　五气经天表

黅天之气，经于心尾己分。黅天之色黄，其气土。心尾在甲度，而经中土己分，故甲己合而化土。甲，阳土也；己，阴土也。其在五音则为太宫、少宫也。	素天之气，经于亢氐昂毕。素天之色白，其气金。亢氐在乙度，而经昂毕庚度，故乙庚合而化金。乙，阴金也；庚，阳金也。其在五音则为少商、太商也。	玄天之气，经于张翼娄胃。玄天之色黑，其气水。张翼在丙度，而经娄胃辛度，故丙辛合而化水。丙，阳水也；辛，阴水也。其在五音则为太羽、少羽也。	苍天之气，经于危室柳鬼。苍天之色青，其气木。危室在壬度，而经柳鬼丁度，故丁壬合而化木。丁，阴木也；壬，阳木也。其在五音则为少角、太角也。	丹天之气，经于牛女戊分。丹天之色赤，其气火。牛女在癸度，而经中土戊分，故戊癸合而化火。戊，阳火也；癸，阴火也。其在五音则为太徵、少徵也。

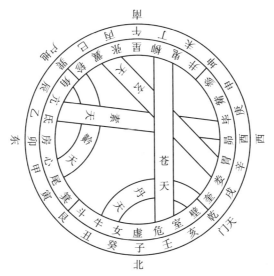

图1　刘温舒作"五气经天图"

天有五气，地列五行，五气分别流散于五行之上，经由二十八星宿，与四方四隅相应。如"丹天之气"，为火行所属的天气，从牛、女二宿向奎、壁二宿而行，下临十干方隅之位，则相当于戊癸的方位。据此立戊癸之年，定为火运。

这在理论上解决了运气学中甲己化土、乙庚化金、丙辛化水、丁壬化木、戊癸化火的问题。正如陆懋修所说："上有五色之分，下临十干之地，而合十化五，以各司其年者，即此合化之五行，非泛论五行之本气。"

②五行化为六气表

五行，即木、火、土、金、水；六气，即风、热、湿、火、燥、寒。五气在天，暑分火、热而为六；五行在地，火分君火、相火，亦为六。人在气交之中，不能离此六气。陆懋修将之与经脉脏腑相联系，作表 11 如下：

表 11　五行化六气表

木	火	土	火	金	水
为风气。厥阴风木应之。入通于肝、包络。	为暑气，又为热。少阴君火应之。入通于心。	为湿气。太阴湿土应之。入通于脾。	为火气。少阳相火应之。入通于胆、三焦。	为燥气。阳明燥金应之。入通于肺、胃、大肠。	为寒气。太阳寒水应之。入通于肾、膀胱、小肠。

陆懋修指出风、热、湿、火、燥、寒，气得其常，则为六经之本气，有变眚则为病。其为病，以厥阴风木入通于肝、心包络，少阴君火入通于心，太阴湿土入通于脾，少阳相火入通于胆、三焦，阳明燥金入通于肺、胃、大肠，太阳寒水入通于肾、膀胱、小肠。此为一说，但历代以来，医家对于脏腑与六气的入通关系就有争议。早于陆懋修的黄元御，作"六气解"，以六气主时、脏气法时的角度，从六气名目、六气从化阐述六气与脏

腑的入通关系（如表12），内容明了，可为参考。

表12　六气之化表

六气名目			六气之化，人气感之
厥阴风木	足厥阴肝经 手厥阴心经	乙木 相火	肝之经应之
少阴君火	手少阴心经 足少阴肾经	丁火 癸水	心之经应之
少阳相火	手少阳三焦经 足少阳胆经	相火 甲木	三焦之经应之
太阴湿土	足太阴脾经 手太阴肺经	己土 辛金	脾之经应之
阳明燥金	手阳明大肠经 足阳明胃经	庚金 戊土	大肠之经应之
太阳寒水	足太阳膀胱经 手太阳小肠经	壬水 丙火	膀胱之经应之

③五运合五音太少相生表

五音，即宫、商、角、徵、羽。五音分属于五行，则宫为土音，商为金音，角为木音，徵为火音，羽为水音。《素问·阴阳应象大论》曰："在地为木……在音为角……在地为火……在音为徵……在地为土……在音为宫……在地为金……在音为商……在地为水……在音为羽。"以之论五行之化运，则以宫、商、羽、角、徵为次，如土为宫，金为商，水为羽、木为角，火为徵。

五音太少，阳运太过为"太"，阴运不及为"少"，太少相生。如阳木为太角，阴木为少角，阳火为太徵，阴火为少徵，阳土为太宫，阴土为少宫，阳金为太商，阴金为少商，阳水为太羽，阴水为少羽。（表13）

表13　五运合五音太少相生表

六甲 阳土	六乙 阴金	六丙 阳水	六丁 阴木	六戊 阳火	六己 阴土	六庚 阳金	六辛 阴水	六壬 阳木	六癸 阴火
以甲太宫生乙少商	以乙少商生丙太羽	以丙太羽生丁少角	以丁少角生戊太徵	以戊太徵生己少宫	以己少宫生庚太商	以庚太商生辛少羽	以辛少羽生壬太角	以壬太角生癸少徵	以癸少徵又生甲太宫

　　五运合五音太少相生，在运气学中用以建运。以角音属木，建于木运，徵音属火，建于火运，宫音属土，建于土运，商音属金，建于金运，羽音属水，建于水运，称为五音建运（图2）。内容包括建中运、主运与客运：

　　建中运：以之论五行之中运，则亦以宫、商、羽、角、徵五行相

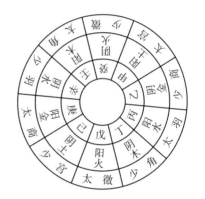

图2　五音五运太少相生图

生为次，如甲己土为宫，乙庚金为商，丙辛水为羽，丁壬木为角，戊癸火为徵。

　　建主运：以之论年年不动之主运，则亦以角、徵、宫、商、羽五行相生为次，如阳年太角为初运，少徵为二运，太宫为三运，少商为四运，太羽为终运；阴年少角为初运，太徵为二运，少宫为三运，太商为四运，少羽为终运。

　　建客运：以之论逐年加临之客运，则即以当年之中运为初运，而仍以

主运之太、少为次，如初运太角，二运少徵，三运太宫，四运少商，终运太羽。又如初运太徵，二运少宫，三运太商，四运少羽，终运少角。

④司天在泉左右间气表

司天、在泉及左右间气是就客之六气而言。厥阴风木、少阴君火、太阴湿土、少阳相火、阳明燥金、太阳寒水之气，行于上之位时，当天之位，主司天气，称之为"司天"；其气运行于下方时，当地之位，主司地之气，称为"在泉"；运行于左右方时，位当天地之间，称为间气。司天在上，在泉在下。岁半以上司天主之，岁半以下在泉主之。即所谓："岁半之前，天气主之；岁半之后，地气主之"（《素问·六元正纪大论》）；"初气终三气，天气主之；四气尽终气，地气主之"（《素问·至真要大论》）。间气者，左右之道路。司天左间居在泉右之上，司天右间居在泉左之上；在泉左间居司天右之下，在泉右间居司天左之下，而初、终六气随之。左间、右间之称，是据司天、在泉方位而立：司天，面北而命其位，其左间在主气四之气上，右间在主气二之气上；在泉面南而命其位，其左间在主气初之气上，右间在主气五之气上。轮值的司天、在泉、间气，总是一阴一阳，二阴二阳，三阴三阳相对，互为在泉，互为间气，构成了六年一个周期的变化（表14）。可与司天在泉左右间气图（图3）互参。

表14　司天在泉左右间气表

厥阴司天	少阴司天	太阴司天	少阳司天	阳明司天	太阳司天
左少阴	左太阴	左少阳	左阳明	左太阳	左厥阴
右太阳	右厥阴	右少阴	右太阴	右少阳	右阳明
少阳在泉	**阳明在泉**	**太阳在泉**	**厥阴在泉**	**少阴在泉**	**太阴在泉**
左阳明	左太阳	左厥阴	左少阴	左太阴	左少阳
右太阴	右少阳	右阳明	右太阳	右厥阴	右少阴
是为风火司	是为火燥司	是为湿寒司	是为火风司	是为燥火司	是为寒湿司
巳亥十年	子午十年	丑未十年	寅申十年	卯酉十年	辰戌十年

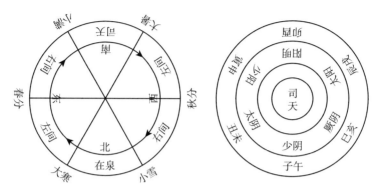

图3 司天在泉左右间气图

⑤阴阳五行中运年表

六十年之中运,以合化之五行为纪,而以在天之十干分阴阳,又以五音之太、少分有余不足。《素问·天元纪大论》曰:"有余而往,不足随之,不足而往,有余从之。"甲、丙、戊、庚、壬,阳年为太过;乙、丁、己、辛、癸,阴年为不及。土太过曰敦阜,不及曰卑监;金太过曰坚成,不及曰从革;水太过曰流衍①,不及曰涸流;木太过曰发生,不及曰委和;火太过曰赫曦,不及曰伏明。其于中运之太过而得天地之制,不及而得天地之助,则太过不及均化为平气。则宫为正宫,商为正商,羽为正羽,角为正角,徵为正徵,即备化、审平、敷和、升明、静顺。(表15)

---

① 流衍:原文称为"漫衍",据《素问·五常政大论》改。

表 15　阴阳五行中运年表

中运 太宫 阳土	中运 少商 阴金	中运 大羽 阳水	中运 少角 阴木	中运 太徵 阳火	中运 少宫 阴土	中运 太商 阳金	中运 少羽 阴水	中运 太角 阳木	中运 少徵 阴火
甲子	乙丑	丙寅	丁卯	戊辰	己巳	庚午	辛未	壬申	癸酉
甲戌	乙亥	丙子	丁丑	戊寅	己卯	庚辰	辛巳	壬午	癸未
甲申	乙酉	丙戌	丁亥	戊子	己丑	庚寅	辛卯	壬辰	癸巳
甲午	乙未	丙申	丁酉	戊戌	己亥	庚子	辛丑	壬寅	癸卯
甲辰	乙巳	丙午	丁未	戊申	己酉	庚戌	辛亥	壬子	癸丑
甲寅	乙卯	丙辰	丁巳	戊午	己未	庚申	辛酉	壬戌	癸亥

⑥六正六纪上中下年表

每年司天主司天令，位在上；在泉主地化，位在下。岁运运行其中。君火、相火、寒水，常为阳年司天；风木、湿土、燥金，常为阴年司天。这样，但记逐年的司天，即可知逐年的中运之阴阳。（表16）

陆懋修除作表以示六十年外司天、在泉及中运外，更介绍了前人掌指定位法（图4）：逐年司天曰厥阴、少阴、太阴、少阳、阳明、太阳。于四指之根左行亥、子、丑、寅，四指之尖右行巳、午、未、申，而卯、辰上行于寅巳之指，酉戌下行于申亥之指，以定三阴于亥位为厥阴，子位为少阴，丑位为太阴。三阳于寅位为少阳，卯位为阳明，辰位为太阳。从巳至戌，重见如前。

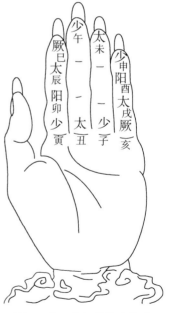

图 4　六正六纪掌指定位法

表 16　六正六纪上中下年表

厥阴政 巳亥纪	少阴政 子午纪	太阴政 丑未纪	少阳政 寅申纪	阳明政 卯酉纪	太阳政 辰戌纪
丁巳　丁亥	壬子　壬午	丁丑　丁未	壬寅　壬申	丁卯　丁酉	壬辰　壬戌
上厥阴风木	上少阴君火	上太阴湿土	上少阳相火	上阳明燥金	上太阳寒水
中少角阴木	中太角阳木	中少角阴木	中太角阳木	中少角阴木	中太角阳木
下少阳相火	下阳明燥金	下太阳寒水	下厥阴风木	下少阴君火	下太阴湿土
癸巳　癸亥	戊子　戊午	癸丑　癸未	戊寅　戊申	癸卯　癸酉	戊辰　戊戌
上厥阴风木	上少阴君火	上太阴湿土	上少阳相火	上阳明燥金	上太阳寒水
中少徵阴火	中太徵阳火	中少徵阴火	中太徵阳火	中少徵阴火	中太徵阳火
下少阳相火	下阳明燥金	下太阳寒水	下厥阴风木	下少阴君火	下太阴湿土
己巳　己亥	甲子　甲午	己丑　己未	甲寅　甲申	己卯　己酉	甲辰　甲戌
上厥阴风木	上少阴君火	上太阴湿土	上少阳相火	上阳明燥金	上太阳寒水
中少宫阴土	中太宫阳土	中少宫阴土	中太宫阳土	中少宫阴土	中太宫阳土
下少阳相火	下阳明燥金	下太阳寒水	下厥阴风木	下少阴君火	下太阴湿土
乙巳　乙亥	庚子　庚午	乙丑　乙未	庚寅　庚申	乙卯　乙酉	庚辰　庚戌
上厥阴风木	上少阴君火	上太阴湿土	上少阳相火	上阳明燥金	上太阳寒水
中少商阴金	中太商阳金	中少商阴金	中太商阳金	中少商阴金	中太商阳金
下少阳相火	下阳明燥金	下太阳寒水	下厥阴风木	下少阴君火	下太阴湿土
辛巳　辛亥	丙子　丙午	辛丑　辛未	丙寅　丙申	辛卯　辛酉	丙辰　丙戌
上厥阴风木	上少阴君火	上太阴湿土	上少阳相火	上阳明燥金	上太阳寒水
中少羽阴水	中太羽阳水	中少羽阴水	中太羽阳水	中少羽阴水	中太羽阳水
下少阳相火	下阳明燥金	下太阳寒水	下厥阴风木	下少阴君火	下太阴湿土

⑦客气加临主气年表

主气将一年分为六步，以厥阴为初之气，以厥阴（木）、少阴（君火）、少阳（相火）、太阴（土）、阳明（金）、太阳（水）为步，常年不动。《素问·六微旨大论》曰："显明之右，君火之位也；君火之右，退（复）行一步，相火治之；复行一步，土气治之；复行一步，金气治之；复行一步，水气治之；复行一步，木气治之；复行一步，君火治之。"

客气加临于主气之上，以逐年司天之前二位为初气，以厥阴（一阴）、少阴（二阴）、太阴（三阴）、少阳（一阳）、阳明（二阳）、太阳（三阳）为步，逐年递迁。即《素问·六微旨大论》谓："上下有位，左右有纪，故少阳之右，阳明治之；阳明之右，太阳治之；太阳之右，厥阴治之；厥阴之右，少阴治之；少阴之右，太阴治之；太阴之右，少阳治之。"（表17）

表17 客气加临主气年表

巳亥年	子午年	丑未年	寅申年	卯酉年	辰戌年
上厥阴	上少阴	上太阴	上少阳	上阳明	上太阳
下少阳	下阳明	下太阳	下厥阴	下少阴	下太阴
初之气	**初之气**	**初之气**	**初之气**	**初之气**	**初之气**
客阳明	客太阳	客厥阴	客少阴	客太阴	客少阳
主厥阴	主厥阴	主厥阴	主厥阴	主厥阴	主厥阴
二之气	**二之气**	**二之气**	**二之气**	**二之气**	**二之气**
客太阳	客厥阴	客少阴	客太阴	客少阳	客阳明
主少阴	主少阴	主少阴	主少阴	主少阴	主少阴
三之气	**三之气**	**三之气**	**三之气**	**三之气**	**三之气**
客厥阴	客少阴	客太阴	客少阳	客阳明	客太阳
主少阳	主少阳	主少阳	主少阳	主少阳	主少阳
四之气	**四之气**	**四之气**	**四之气**	**四之气**	**四之气**
客少阴	客太阴	客少阳	客太阳	客太阳	客厥阴
主太阴	主太阴	主太阴	主太阴	主太阴	主太阴
五之气	**五之气**	**五之气**	**五之气**	**五之气**	**五之气**
客太阴	客少阳	客阳明	客太阳	客厥阴	客少阴
主阳明	主阳明	主阳明	主阳明	主阳明	主阳明
终之气	**终之气**	**终之气**	**终之气**	**终之气**	**终之气**
客少阳	客阳明	客太阳	客厥阴	客少阴	客太阴
主太阳	主太阳	主太阳	主太阳	主太阳	主太阳

若六步之位而以指掌轮之，则中指尖为三之气，根为终之气，即司天、在泉之位；无名指根为初之气，尖为二之气，即在泉左间、司天右间之位；食指尖为四之气，根为五之气，即司天左间、在泉右间。如图5、图6所示：

对于六气之终始，有几种不同的观点，一般多以节气为节点，以大寒为始，从二分、二至前后析之，亦即"大寒—春分—小满—大暑—秋分—小雪"。陆懋修对此并不认同，而是认为六气当以正月朔日为始，而以一年十二月分之为最合。其论曰："疏解《内经》之义，当即

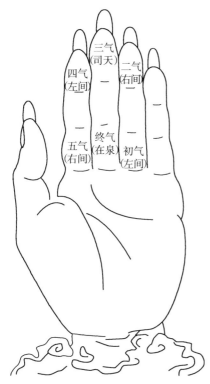

图 5　司天在泉左右间气章指图

证以《内经》之文。考"六元正纪"本篇，帝问六气主时，客气加临之应，而岐伯对以行有次、止有位，常以正月朔日平旦视之，睹其位而知其所在，则客主之气皆当以正月之朔为始，而以一年十二月分之为最合。钱塘高士宗

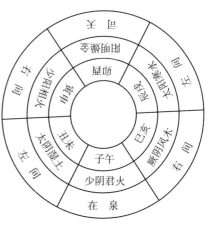

图 6　司天在泉左右间气位置图

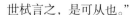

世栻言之，是可从也。"

然而，陆懋修对这一观点也并非十分笃定。其以《素问·六节藏象论》"求其至也，皆归始春"为论据，指出或可以二十四气论司天之交替与六气之初终，但持"亦当始于立春，必不始于大寒"的观点。对于有谓当从历元，始于冬至子之半者，陆懋修认为"其言似太迁"，直接予以了否定。

⑧五运齐化兼化表

五运之中运，统主一年之运。凡阳年以中运五太为太过，阴年以中运五少为不及。中运太过则旺，胜己者则畏其盛，反齐其化，即陆懋修所谓"其太过也，则为我旺，我旺则胜我者畏我之盛，而反齐其化"。如太宫土运，胜土之木反齐土化。太商金运，胜金之火反齐金化。太羽水运，胜水之土反齐水化。太角木运，胜木之金反齐木化。太徵火运，胜火之水反齐火化。此即《素问·气交变大论》所谓"畏其旺，反同其化"。中运不及则弱，胜己者则乘其衰，来兼其化，亦即"其不及，则为我弱，我弱则胜我者乘我之衰而来兼其化"。如少宫土运，胜土之木来兼土化。少商金运，胜金之火来兼金化。少羽水运，胜水之土来兼水化。少宫土运，胜土之木来兼土化。少角木运，胜木之金来兼木化。少徵火运，胜火之水来兼火化。此即所谓"乘其弱，来同其化"。合而言之，正如《医宗金鉴·运气要诀》所归纳的："运过胜己畏齐化，不及乘衰胜己兼。"（表18）

对于五运齐化、兼化，陆懋修则概之以"齐，谓以我化彼；兼，谓以彼化我"，突显了齐化、兼化的不同及特点。

表18 五运齐化兼化表

宫土运 甲太宫 土齐 木化	商金运 乙少商 火兼 金化	羽水运 丙太羽 水齐 土化	角木运 丁少角 金兼 木化	徵火运 戊太徵 火齐 水化	宫土运 己少宫 木兼 土化	商金运 庚太商 金齐 火化	羽水运 辛少羽 土兼 水化	角木运 壬太 角木 齐金化	徵火运 癸少徵 水兼 火化

⑨天符岁会年表

在天符岁会年表（表19）中，陆懋修对运气加临中出现的天符、岁会、太乙天符、同天符、同岁会等同天地之化者，进行了归纳总结。

天符：中运与司天相应，即中运与司天之气的五行属性相同，所谓"应天为天符"。如丁巳年木运上应厥阴风木司天之类。计十二年。

表19　天符年表

天　符				
木运	火运	土运	金运	水运
丁巳、丁亥	戊寅、戊申 戊子、戊午	己丑、己未	乙卯、乙酉	丙辰、丙戌
木风同化	火与暑热同化	土湿同化	金燥同化	水寒同化
六十甲子中，形成天符的有十二年				

岁会：中运与年支相值，亦即中运与岁支的五行属性相同，且岁支五行属性居五行正位，所谓"承岁为岁直"。如丁卯年木运承木支之类。即《素问·六微旨大论》所说："木运临卯，火运临午，土运临四季，金运临酉，水运临子，所谓岁会，气之平也。"计八年。（表20）

表20　岁会年表

岁　会				
木运	火运	土运	金运	水运
丁卯	戊午	甲辰、甲戌 己丑、己未	乙酉	丙子
木运临卯	火运临午	土运临四季	金运临酉	丙子
六十甲子中，形成岁会的为八年				

太乙天符：运气、天气、岁气三者皆合，既是天符，又是岁会，也就是司天、大运、岁支之气三者的会合，《素问·天元纪大论》谓之"三合为治"。如戊午年火运火支，又见君火；乙酉年金运金支，又见燥金；己丑、己未年土运土支，又见湿土之类。《素问·六微旨大论》曰："天符岁会何如？岐伯曰：太乙天符之会也。"计四年。

同天符、同岁会：中运与在泉符、会而分，阳年之太过者为同天符，阴年之不及者为同岁会。亦即太过的中运与在泉之气五行属性相同而化合，为同天符。陆懋修在表（表21）中列甲辰、甲戌、庚子、庚午四年为同天符。实际上，六十年中同天符有六年，包括壬寅、壬申。陆懋修在文中亦曰："同天符、同岁会各六年"。《素问·六元正纪大论》谓："太过而同地化者亦三……甲辰、甲戌太宫，下加太阴；壬寅、壬申太角，下加厥阴；庚子、庚午太商，下加阳明，如是者三……太过而加同天符。"

表 21　同天符年表

同天符		
太角	太宫	太商
壬申、壬寅	甲辰、甲戌	庚子、庚午
风木同化	土湿同化	金燥同化
六十甲子中，形成同天符的为六年		

不及的大运，与在泉之气相合而同化，为同岁会（表22）。如甲辰年，阳土运，太阴在泉。辛丑年，阴水运，太阳在泉之类。计六年。《素问·六元正纪大论》谓："不及而同地化者亦三……癸巳、癸亥少徵，下加少阳；辛丑、辛未少羽，下加太阳；癸卯、癸酉少徵，下加少阴，如是者三……不及而加，同岁会也。"

表 22　同岁会年表

同岁会	
少徵	少羽
癸巳、癸亥、癸卯、癸酉	辛丑、辛未
火与暑热同化	水寒同化
六十甲子中，形成同岁会的为六年	

表 23　同天地之化总表

天符	岁会	太乙天符	同天符	同岁会
己丑土运土司天	辰土运临土支	丑土运土司天	甲辰土运土	辛丑水运水
己未土运土司天	戌土运临土支	又土支	在泉	在泉
乙卯金运金司天	丑土运临土支	未土运土司天	甲戌土运土	辛未水运水
乙酉金运金司天	未土运临土支	又土支	在泉	在泉
丙辰水运水司天	酉金运临金支	酉金运金司天	庚子金运金	癸卯火运火
丙戌水运水司天	子水运临水支	又金支	在泉	在泉
丁巳木运木司天	卯木运临木支	午火运火司天	庚午金运金	癸酉火运火
丁亥木运木司天	午火运临火支	又火支	在泉	在泉
戊子火运火司天				癸巳火运火
戊午火运火司天				在泉
戊寅火运火司天				癸亥火运火
戊申火运火司天				在泉

在甲子六十年中，天符十二年，岁会八年，太乙天符四年，同天符、同岁会各六年，共为三十六年。其中，太乙天符四年，已在天符十二年中，岁会八年，亦有四年在天符中；同天符有六年，其中二年同时为岁会。故《素问·六元正纪大论》言同天地之化为二十四岁，"盖谓天符十二年，同

天符、同岁会亦合十二年，不数太乙之天符及岁会之同于天符者各四年"。

　　天符为执法，岁会为行令，太乙天符为贵人。病之中贵人者重，中执法者亦重，中行令者为轻。"六元纪"曰：知迎知随，气可与期。此之谓也。（表23）

　　⑩运气中上顺逆年表

　　运气加临，气有相得者，有不相得者。《素问·五运行大论》曰："上下相遘，寒暑相临，气相得则和，不相得则病。"陆懋修作"运气中上顺逆年表（表24）"，对顺化、天刑、小逆、不和及平气进行了介绍。

表24　运气中上顺逆年表

巳亥十年	子午十年	丑未十年	寅申十年	卯酉十年	辰戌十年
乙巳　乙亥	甲子　甲午	乙丑　乙未	甲寅　甲申	乙卯　乙酉	甲辰　甲戌
不和	顺化	顺化	顺化	平气	不和
金克上木	火生中土	土生中金	火生中土	中上皆金	土克上水
丁巳　丁亥	丙子　丙午	丁丑　丁未	丙寅　丙申	丁卯　丁酉	丙辰　丙戌
平气	不和	不和	不和	天刑	平气
中上皆木	水克上火	木克上土	水克上火	金克中木	中上皆水
己巳　己亥	戊子　戊午	己丑　己未	戊寅　戊申	己卯　己酉	戊辰　戊戌
天刑	平气	平气	平气	小逆	天刑
水克中土	中上皆火	中上皆土	中上皆火	土生上金	水克中火
辛巳　辛亥	庚子　庚午	辛丑　辛未	庚寅　庚申	辛卯　辛酉	庚辰　庚戌
小逆	天刑	天刑	天刑	顺化	小逆
水生上木	火克中金	土克中水	火克中金	金生中水	金生上水
癸巳　癸亥	壬子　壬午	癸丑　癸未	壬寅　壬申	癸卯　癸酉	壬辰　壬戌
顺化	小逆	小逆	小逆	不和	顺化
木生中火	木生上火	火生上土	木生上火	火克上金	水生中木

　　顺化：司天生运，相得则为顺化，如木临火运，火临土运，土临金运，

金临水运，水临木运。六十年中，有甲子、甲午、乙丑、乙未、甲寅、辛卯、辛酉、癸巳、癸亥、壬辰、壬戌十二年为顺化。

天刑：司天克运，不相得则为天刑，如木临土运，土临水运，水临火运，火临金运，金临木运。六十年中，有丁卯、丁酉、己巳、己亥、戊辰、戊戌、庚子、庚午、辛丑、辛未、庚寅、庚申十二年之天刑。

小逆：中运生司天，其气虽相得，但母居子下，以下生上为小逆，如火运遇土，木运遇火，水运遇木，金运遇水，土运遇金，是运生司天。六十年中，有己卯、己酉、辛巳、辛亥、庚辰、庚戌、壬子、壬午、癸丑、癸未、壬寅、壬申十二年之小逆。

不和：中运克司天，其有气本不相得，而以下犯上，谓之不和，如木运遇土，火运遇金，土运遇水，金运遇木，水运遇火。六十年中，有甲辰、甲戌、乙巳、乙亥、丙子、丙午、丁丑、丁未、丙寅、丙申十二年之不和。

平气：中运与司天同行，则为平气，亦即天符，如巳亥之丁年，丑未之己年，卯酉之乙年，辰戌之丙年，子午、寅申之戊年。六十年中，有丁巳、丁亥、己丑、己未、乙卯、乙酉、丙辰、丙戌、戊子、戊午、戊寅、戊申十二年为平气。

⑪ 六元本标中气治法表

《素问·至真要大论》指出："百病之生也，皆生于风寒暑湿燥火，以之化之变也"。疾病的发生"有生于本者，有生于标者，有生于中气者"，因此在治疗上也就"有取本而得者，有取标而得者，有取中气而得者，有取标本而得者"。原文以火、燥、寒、风、热、湿六元为本，以少、阳、太、厥、少、太六经为标，以脏腑表里之互相为络见于本标之中者为中气。故火为少阳本气，而少阳为气之标。燥为阳明本气，而阳明为气之标。寒为太阳本气，而太阳为气之标。风为厥阴本气，而厥阴为气之标。热为少阴本气，而少阴为气之标。湿为太阴本气，而太阴为气之标。

对于六元标本中气，陆懋修解曰："本者，六元也。标者，六经也。六元为六经之本始，六经即六元所标著。经恐人即以标为本，失其治要，故不曰标之气，而曰气之标。明乎治之所重在气之本始，不在气所标著也……至于中气之治，独在阳明与厥阴两经者，熟玩经文，当于火湿之分，别有理会也。"

标本所从取，皆从标本之气的同异：标本同气，治从本取，是以少阳、太阴从本；标本气不同，或从标或从本，是以少阴、太阳从标从本；标本中气皆不同，治从中气，故阳明、厥阴治从中气。（表25）

表25　六元本标中气治法表

少阳	阳明	太阳	厥阴	少阴	太阴
火本	燥本	寒本	风本	热本	湿本
厥阴中	太阴中	少阴中	少阳中	太阳中	阳明中
少阳标	阳明标	太阳标	厥阴标	少阴标	太阴标
本标同，治从本	本标中气皆不同，治从中	本标不同或治本或治标	本标中气皆不同，治从中	本标不同，或治本，或治标	本标同，治从本

⑫五行胜复表

陆懋修介绍了五行生克的基本原理，并从太过、不及揭示了五行胜复的基本规律（表26）。

木、火、土、金、水，五行周而复始，互相生化。金、水、木、火、土，五行周而复始，互相克制。五行非克不生，理同《素问·六微旨大论》提出的"亢则害，承乃制，制则生化"。

欲知五行之生克，必先明五行之子母。以五脏言之，肾为肝母，心为肝子；肝为心母，脾为心子；心为脾母，肺为脾子；脾为肺母，肾为肺子；肺为肾母，肝为肾子。太过，已不务德，而侮其所胜，则所胜之子来复母仇；不及，则所胜妄行，则己受其侮，而所生之子亦往复之。这也是"实则泻子""虚则补母"之治的道理所在。

表 26　五行胜复表

木太过，则土受克，土之子金来复	火太过，则金受克，金之子水来复	土太过，则水受克，水之子木来复	金太过，则木受克，木之子火来复	水太过，则火受克，火之子土来复
木不及，则金亢，木之子火以热气复之	火不及，则水亢，火之子土以湿气复之	土不及，则木亢，土之子金以燥气复之	金不及，则火亢，金之子水以寒气复之	水不及，则土亢，水之子木以风气复之
木不及，则不生火，火失荫，亦来复	火不及，则不生土，土失荫，亦来复	土不及，则不生金，金失荫，亦来复	金不及，则不生水，水失荫，亦来复	水不及，则不生木，木失荫，亦来复

⑬ 司天在泉胜复补泻合表

陆懋修对"运气七篇"中司天在泉之气淫胜、司天在泉之气不足而邪气反胜、六气之客、六气之主及六气相互制胜为复之治，汇而辑之，使之归于易简。

陆懋修认为《素问》"运气七篇"对于制方用药的论述为方之始，其指出："人谓《素问》为无方之书，余谓《素问》即有方之始。运气七篇不名一药，而六味之酸、苦、辛、甘、咸、淡，四气之寒、热、温、凉，取以人各脏而分补泻者，皆药也，即皆方也。"

对四气五味的补泻，陆懋修云："今人之所谓补非即古人所谓补矣，今人之所谓泻非即古人所谓泻失。古有以温补凉泻、热补寒泻者，即有以凉补温泻、寒补热泻者。其于味也亦然。岂是见寒即为泻，见温即为补乎？亦岂见甘即为补，见苦即为泻乎？今之以苦寒伐胃，甘寒益肾为辞者，非特于宜泻者不敢泻，且敢于宜补者而反泻之。五脏苦欲之不讲，遂并气味补泻之无别，而曰即可以治病也，余未之敢信焉。"申明了四气五味之补泻不再于其性味本身，而是与五脏苦欲有着密切关系。（表 27）

表 27　司天在泉胜复补泻合表

厥阴风化	少阴热化	太阴湿化	少阳火化	阳明燥化	太阳寒化
司天	**司天**	**司天**	**司天**	**司天**	**司天**
平以辛凉，佐以苦甘，以甘缓之，酸泻之	平以咸寒，佐以苦甘，以酸收之	平以苦热，佐以酸辛，以苦燥之，淡泄之。湿上甚而为热治以苦温，佐以甘辛，以汗为故止	平以酸冷，佐以苦甘，以酸收之，苦发之，酸复之	平以苦温，佐以酸辛，以苦下之	平以辛热，佐以甘苦，以咸泻之
清胜	**寒胜**	**热胜**	**寒胜**	**热胜**	**热胜**
治以酸温，佐以甘苦	治以甘温，佐以苦酸辛	治以苦寒，佐以苦酸	治以甘热，佐以苦辛	治以辛寒，佐以苦甘	治以咸冷，佐以苦辛
在泉	**在泉**	**在泉**	**在泉**	**在泉**	**在泉**
治以辛凉，佐以苦甘，以甘缓之，辛散之	治以咸寒，佐以甘苦，以酸收之，苦发之	治以苦热，佐以酸淡，以苦燥之，淡泄之	治以咸冷，佐以苦辛，以酸收之，苦发之	治以苦温，佐以甘辛。以苦下之	治以甘热，佐以苦辛，以咸泻之，辛润之，苦坚之
清胜	**寒胜**	**热胜**	**寒胜**	**热胜**	**热胜**
治以酸温，佐以苦甘，以辛平之	治以甘热，佐以苦辛，以咸平之	治以苦冷，佐以咸甘，以苦平之	治以甘热，佐以苦辛，以咸平之	治以平寒，佐以苦甘，以酸平之	治以咸冷，佐以甘辛，以苦平之

厥阴客	少阴客	太阴客	少阳客	阳明客	太阳客
以辛补之，酸泻之，甘缓之	以咸补之，甘泻之，酸收之	以甘补之，苦泻之，甘缓之	以咸补之，甘泻之，咸软之	以酸补之，辛泻之，苦泄之	以苦补之，或泻之，苦坚之，辛润之
木之主	**火之主**	**土之主**	**火之主**	**金之主**	**水之主**
其泻以酸，补以辛	其泻以甘，补以咸	其泻以苦，补以甘	其泻以甘，补以咸	其泻以辛，补以酸	其泻以咸，外以苦
厥阴胜	**少阴胜**	**太阴胜**	**少阳胜**	**阳明胜**	**大阳胜**
治以甘清，佐以苦辛，以酸泻之	治以辛寒，佐以苦咸，以甘泻之	治以咸热，佐以辛甘，以苦泻之	治以辛寒，佐以甘咸，以甘泻之	治以酸温，佐以辛甘，以苦泄之	治以甘热，佐以辛酸，以咸泻之
厥阴复	**少阴复**	**太阴复**	**少阳复**	**阳明复**	**太阳复**
治以酸寒，佐以甘辛，以酸泻之，甘缓之	治以咸寒，佐以苦辛，以甘泻之，以酸收之，辛苦发之，咸软之	治以苦热，佐以酸辛，以苦泻之、燥之、泄之	治以咸冷，佐以苦辛，以咸软之，酸收之，辛苦发之	治以辛温，佐以苦甘，以苦泄之、下之，酸补之	治以咸热，左以甘辛，以苦坚之

（二）伤寒与温病发挥

1."以寒统温"论温病

陆懋修以广义论伤寒，认为伤寒包括温病，伤寒阳明证即是温病，治温病法亦不出《伤寒论》之外。本节就其思想产生的背景及其具体内容进行介绍。

（1）背景

温病学说盛行，时医按图索骥成一时之弊。

①温病学说盛行，寒温争鸣的局面

中医外感病的寒、温之争由来已久。刘时觉在编注《四库及续修四库医书总目·世补斋医书》中谓"伤寒温热之聚讼，为医家最大公案"。医家对于中医外感病的认识，大致经历了"以寒统温—寒温分治—寒温一统"三个阶段，抑或谓之三种观点。

《黄帝内经》《难经》中，对伤寒与温病均有所阐述。如《素问·热论篇》曰："今夫热病者皆伤寒之类也……人之伤于寒也，则为病热"；"凡病伤寒而成温者，先夏至日者为病温，后夏至日者为病暑"。《难经·五十八难》云："伤寒有五，有中风，有伤寒，有湿温，有热病，有温病。"这些论述为后世伤寒、温病学的形成与发展奠定了一定的理论基础。至汉代张仲景著《伤寒论》，提出了六经辨证的理论，成为中医治疗外感热病的主要理论体系。及至金元时期，以刘完素、王安道等医家为代表，对温热病提出了新的见解，将温病与伤寒加以区别，推动了温病从伤寒中分化出来。其中，王安道在《医经溯洄集》中，将温病的名称、病机和治法与伤寒截然区分开，将温病彻底独立于伤寒之外，最具代表性。到了明清时期，涌现出一批著名的温病学大家，以吴又可、叶天士、薛雪、吴鞠通等为代表，就外感热病的诊治创立新说，确立了以卫气营血辨证、三焦辨证为代表的温病学的辨证论治体系，将温病学说彻底独立于伤寒六经辨证之外，形成了温病学派。

温病学派认为，温病与伤寒不同：其一，就病因而言，伤寒为寒邪，温病为热邪。其二，在感邪与传变途径上，伤寒由表入里，为六经传变；温病由口鼻而入，有卫气营血、三焦传变之说。因此，在辨证上，也就有了六经辨证与卫气营血、三焦辨证的不同。其三，在治疗上，伤寒重辛温，温病用辛凉。因而，认为温病当独立于伤寒之外，《伤寒论》是为伤寒而立，伤寒方不能治温病。对此，伤寒学派并不认同。伤寒学派认为，温病包含在伤寒之中，完全可以用《伤寒论》六经辨证来对温病进行治疗，温病不必独立于伤寒之外。可见，寒温之争的焦点在于"伤寒可不可以包括温病及《伤寒论》方可不可以治疗温病等两个方面"。

到了清代中后期，随着温热学派的不断壮大，温病理论逐步被时医所认可，伤寒学派的反对之声开始强硬起来。其中，以陆懋修最具代表性，是批判后世温病学说言辞最为激烈者。且不论寒温之争孰是孰非，这种争鸣极大地促进了中医学对于外感热病的诊治水平的提高。

②力辟伤寒方不可治温热病的时弊

自叶天士、吴鞠通之后，温病学派迅速崛起，温病学家层出不穷，他们继承和发挥叶吴之学，不但推动了其理论的传播，更将其理论应用于临床实践，直接促进了温病时方的广为流传。且吴地之人体质薄弱，不若北方之人坚实，外感后以卫气营血或三焦辨证步步为营的治法颇有效用。一时不但医者相习成风，病者亦甚为受用，对于"一遇外感病，力辟伤寒方"的时弊起到了推波助澜的作用。

至陆懋修所处的晚清时代，叶天士、吴鞠通的温病学说影响更是日渐隆盛，时医多固守温病学派治温之法，选用时方而力辟伤寒方；甚至有些医者，只识时方，不知经方。更有甚者，有的医家按图索骥，不分轻重缓急，辄用清淡之品，往往延误病情，使病邪顺着卫-气-营-血、上焦-中焦-下焦的传变而步步深入。及至如此，时医也不以之为误，反认为是"不得不然之势"，亦步亦趋地随着病情的发展而用药，以防止下一步的病传。然而，往往因病重药轻或者药证不符，病势不但不能被截断，反而随着医家所防一步步发展，甚则亡脱。对此，陆懋修叹曰："从未有防其东而东，防其西而西，防其来者自来，防其去者竟去，而曰吾以是为防也，则弗如其无防矣。"陆懋修做《续苏谈》'防其说'"一文，对这一现象进行了揭露，详参后文。

运用卫气营血或者三焦辨证之理辨治温病，若药证的对，本无可厚非。但若只固守温病之学而不知伤寒之论，则有失根本；若仅能认识温病发展规律，墨守成规，不能截断扭转其传变，则与庸医无别。例如，在温病邪热乖张之时，纵然病人体质不坚，但若早一步涤荡病邪，运用《伤寒论》苦寒开泄之法，必不致邪气流连深入。事实上，在温病学派兴起之前，对于温热病的治疗，医家也常常加减伤寒辛凉、苦寒之剂为用，伤寒与温病并非相对。陆懋修时，医家治温热病力辟伤寒方，虽为一时之弊，但却贻误不浅。陆懋修以广义论伤寒，提出"一遇温热病，无不力辟伤寒方，更无人知温热之病本隶于《伤寒论》中，而温热之方并不在《伤寒论》外者"的观点，寓温热病治疗于伤寒之中，对纠正时弊起到了积极的作用。

（2）内容

温热之病为阳明证，温热之治取阳明治法。

陆懋修认为，不明《伤寒论》之伤寒是广义伤寒，是时医治温病避伤寒方之根源所在。其以《伤寒论》太阳、阳明两经之证辨别"二曰伤寒"之狭义伤寒与"四曰热病""五曰温病"，提出狭义伤寒指太阳伤寒，温病即阳明病。

①温病隶属伤寒，能识伤寒而后能识温热

从广义论伤寒，将温病纳入伤寒范畴。陆懋修援引《素问》提出的"热病者，皆伤寒之类也"；"人之伤于寒也，则为病热"；"人伤于寒而传为热，何也？寒甚则生热也"；"凡病伤寒而成温者，先夏至日为病温，后夏至日为病暑"等为论，将伤温病归入伤寒范畴。更者，《难经·五十八难》曰："伤寒有五。有中风，有伤寒，有湿温，有热病，有温病。"陆懋修以之为据，认为张仲景《伤寒论》撰用《难经》之意，所论伤寒属广义，是中风、伤寒、湿温、热病、温病的总称，是以"温热之病本隶于《伤寒论》中"；"凡温热之治，即当求诸伤寒之论"；"温热之病为阳明证，方亦不在《伤寒论》外"。（《世补斋医书·文·卷六·温热病说》）

从名称及疾病转化上，将寒温统一。对于伤寒与温病的寒、热的问题，陆懋修从《素问·热论》"热病""伤寒"之论为切入点，指出："《素问》之

言热，言病之既；仲景之言寒，言病之朔。"比而观之，则知"寒之必化为热，而温之必本于寒"。具体来讲，伤寒之始自阳明者为温病，始自太阳而已入阳明者亦为温病。陆懋修以太阳、阳明两经之证以辨之。其在《世补斋医书·文·卷六·温热病说一》中辨曰："以经言之，太阳在外，阳明在内；以证言之，太阳为表，阳明为里。伤寒由表入里，其始仅为太阳证。温热由里出表，其始即为阳明证。苟非能识伤寒，何由而识温热？苟非能识伤寒之治，何由而识温热之治？人苟于太阳、阳明之部位，既从两经历历辨之，再勘定其人之所病，或仅在于太阳，或已在于阳明，而寒与温之分途，自截然而不爽。故必能识伤寒，而后能识温热也。"

②温热之病为阳明证，治取阳明治法

陆懋修认为，温病即是阳明证，温病的发生有两途，或始自阳明，或有伤寒太阳证传入阳明。即陆懋修所论"阳明为成温之薮"，"病之始自阳明者为温，即始自太阳而已入阳明者亦为温"。

在治疗上，陆懋修认为，能识伤寒阳明之治，而后才能识温热之治。是以，以伤寒阳明法为温病立法。从其相关论述中，我们可以梳理出其基本证治思路：温病初起当辛凉达邪，邪祛则热退，以仲景之葛根芩连汤为代表方剂；若邪热入里，则主以辛寒泄热，里邪一清，外邪自解，以白虎汤、栀子豉汤、黄芩汤等为代表方剂；若成腑实者，则取苦寒泻下，用承气汤类。

陆懋修在《世补斋医书·文·卷六·温热病说一》中概括性地指出："用药之法，伤寒起自太阳，惟辛温始可散邪，不得早用辛凉；温热起自阳明，惟辛凉始可达邪，不得仍用辛温。"同时又指出，伤寒方有桂、麻者，不可用于温热病专属阳明之候，但可用于伤寒病欲转阳明之候；无桂、麻者，则可用于伤寒已入阳明之候及温热病发自阳明之候。在用药上，推崇用芩、连、膏、黄等寒凉之品以凉治温。选方则以葛根黄芩黄连汤为主方，诸承气法、栀豉法酌用，湿热则以大黄黄连泻心汤泻心法。在"温热病说"文后，陆懋修列仲景葛根黄芩黄连汤、白虎汤、大承气汤、五苓散、黄芩汤、大黄黄连泻心汤、茵陈蒿汤、栀子豉汤、四逆散、白头翁汤等十方，刘河间升麻葛根汤、凉膈散、天水散三方，以及《肘后》葱豉汤、《肘后》葛根葱白汤、节庵柴葛解肌汤、《局方》柴葛升麻汤、羌活冲和汤、荆防败毒散、黄连解毒汤、三黄石膏汤、苍术白虎汤等方为温热病选方。

总之，陆懋修以"温病归属于阳明病"为立足点，将温病纳入阳明病体系之中，以阳明病之理法方药为温病立法。这一思想贯通了《伤寒论》与温病，对于"一遇温热病，无不力辟（避）伤寒方"的时弊，无疑有着积极的意义。在临床上，只要辨证准确，以阳明方治疗温病的确卓有成效。从这一点上看，陆懋修独重阳明病，以阳明病论温病也无可厚非。然而实际上，伤寒与温病确实各有特点，虽有互通之处，但却不能完全混为一谈，更不能以阳明病等同于温病，更不能因此而否定温病学说。从这一点上说，陆懋修又失于偏隅。正如柳宝诒在《温热逢源·卷上·详注〈难经〉伏气发温诸条》所说："陆九芝谓温热必发于阳明……但只举温病之一端，而不可以概温病之全体。"柳氏之说十分中肯，也是后世学者对待陆懋修温病学术思想应该注意的问题。

③否定温病学派的学术观点有失偏隅

因于对《伤寒论》的精通和尊崇，陆懋修秉持"法不离伤寒，方必遵仲景"的思想，视超出《伤寒论》内容范畴之外的以叶天士、吴鞠通等为代表的温病学派的学术观点为异端，对温病学说的发展采取了否定态度。其执"阳明为成温之薮"的学术观点，反复申明温病即是阳明病，温病之治法不外阳明治法，拒绝和贬斥温病学派的学术观点、辨治体系，并对温病学派诸多的创新性学术观点、临证经验及治予以驳斥。

a. 否定"温邪上受，首先犯肺，逆传心包"的理论

"温邪上受，首先犯肺，逆传心包"之论，出于《外感温热篇》之首。

《外感温热篇》为清代温病大家叶天士游洞庭山时，门人顾景文随于舟中，将其口授之语录记而成。叶天士是一代温病大家，对温病的发病机理、传变规律和治疗原则进行了深入研究，创立温病卫、气、营、血辨证体系。同时，叶天士更是一位临床大家，以医术闻名于时。陆懋修言论之间对叶天士十分敬仰，但对其温热之论则持否定态度，不但认为《临证指南医案》是"门人取其治验，附以论断，非天士本意"，对于叶天士温病学经典述作——《温证论治》（即《外感温热论》），也认为非叶天士本意，是顾景文假托叶天士之语。陆懋修以此为口实，对温病学"温邪上受，首先犯肺，逆传心包"之论先予以批驳，认为是"误以胃热为肺热，由于不识阳明病"的缘故。归纳其论，无外三点：

其一，外感热病初起的肺热症状，是因肺为华盖，位在胸背之上，而胸近胃，为五脏六腑之海，其清气上注于肺。阳明之邪射肺，肺气不安而为病。是以病本只在胃，肺仅为病所累，故必阳明胃之热降，而在上之肺气始安，用肺药势必徒劳。其二，神昏之症，是因胃之支脉络于心，胃热蒸心之故。即使热入心包，必先病及胃，而病在肺断无神昏之事，亦断无"逆传"入心包之理。是故"胃病有神昏，肺病无神昏之理"。其三，以脏腑论之，胃为腑，肺与心为脏。人病腑为轻，病脏为重。温热之病初起犯肺，逆传心包之论，是舍腑从脏。

陆懋修更立足临证之所见，在《世补斋医书·文·卷十一·合顾景文〈温证论治〉、吴鞠通〈温病条辨〉》文中，指出："所称温热者不过小小感冒，即俗所谓小风热、小风温，如目赤、颐肿、喉梗、牙疼之类。却只须辛凉轻剂，其病立愈。然何以不出数日，遽入心包，为一场大病，以至于死？若不数日而病即入心既可死者，则必非如其所说只须轻剂之辛凉。"

b. 抨击卫气营血传变及其证治之法

陆懋修认为，温病学派对于温病卫气营血传变规律的认识，是用药之误引发的变相，并非温病自然而然之势。针对《温证论治》所论，陆懋修分析：温病初起，用辛凉轻剂而病不解，出现心神不安、斑点隐隐等症状，是邪渐欲入营，营分受热，血液受劫；继用犀角类清营凉血，而斑出热不解，是胃津告亡，主以甘寒，其不解，病至肤冷至一昼夜，仅仅未成脱证。随着病邪之传变，花露、犀角等等，次第而来，然则用犀角而津告亡者，犀角又不可用。陆懋修论曰："一用其法，则所说液劫津亡者，即于初用轻剂、接用犀角时预言之而无不准。若有先见者然，并恐不用其法，则血液未定受劫，胃津未定告亡，而所谓先见者便不十分稳足，何由取信于病家？"（《世补斋医书·文·卷十一·合顾景文〈温证论治〉、吴鞠通〈温病条辨〉》）

在"论《临证指南》'温热门'席姓七案"中，陆懋修对《临证指南医案·卷五·温热门》所载叶天士治案，进行以下点评：席姓。脉左数右缓弱此为温。阳根未固温热与阳根无涉。阴液渐涸阳邪之甚。舌赤微渴亦阳邪也，喘促，自利，溲数三焦大热。晡刻自热，神烦吃语日晡所，阳明王时也。初诊只有晡刻神烦。夫温邪久伏少阴此沿喻氏之说，其误即始于此，古人立法，全以育阴祛热古人治温，决不育阴。"全"以下语气未了。但今见证，阴分固有伏邪阳伏于胃，病在阳分，真阳亦不肯收纳乃阳邪之充斥，非真阳之不纳。议仿河间浊药轻投河间从无此法。不为上焦热阻独此未用一药，下焦根柢自立与下焦根柢无关。冀其烦躁热蒸渐缓不去其热，热何由缓。

熟地炭　茯苓　淡苁蓉　远志炭　川断　五味方谬

又再诊晚诊，阴中伏邪阳伏于胃，晡时而升的是阳明，目赤羞明睛不和也，舌绛而渴渴为温病。与育阴清邪法以阳邪而育阴，阴愈育阳邪愈固，而云法乎。

生地炭生熟地之所资在滋膏，而炒为炭则无用。亦断无先熟后生之理。　玄参心　川斛　炒麦冬麦冬无炒用者。　犀角　石菖蒲二味并开心窍，送邪入心。

又三诊，脉左数右软此时脉尚未变，舌干，苔白。小溲淋漓腻涩之效，吸气喘促呼气促是脱，吸气促乃是闭，烦汗的是阳明，乃肾阴不承非也，心神热灼蒙闭一去胃热，蒙闭即开。议以三才汤滋水制热岂阴虚而火炎耶？此时之邪热，非滋水所能制。用三才加茯神、黄柏、金箔邪必益锢，晚进周少川牛黄清心丸一服助犀角送邪入内。

又四诊，昨黄昏后诊脉，较之早上左手数疾顿减脉象陡变，惟尺中垂而仍动阳邪内陷矣，呓语不已，若有妄见胃热蒸心益甚矣，因思肾热乘心胃热而非肾热，膻中微闭，神明为蒙，自属二字何解？昏乱全不识阳明病。随进周少川牛黄丸领邪入心，一服，俾迷漫无质之热热本无所为质，暂可泄降并未一用泄降之药，服后颇安并不能烦躁矣。辰刻诊脉濡小脉又变矣，形质大衰生熟地炭既立根柢，何至形质大衰，舌边色淡，下利稀水邪下陷矣。夫救阴是要旨撤热是要旨，读仲景少阴下利篇太阳、阳明亦有下利，上下交征此句如何接得上，关闸尽撤，必以堵塞阳明为治昨日犀角，昨晚牛黄，尽开诸窍，一变而为堵塞。况阳明无堵塞之理，以阳明司合，阳明之合，不如是讲。有开无合，下焦之阴仍从走泄矣生熟地炭之功何往。议用桃花汤。

人参　赤石脂　干姜　粳米此方补涩而温，适与清泄苦降相反。

又五诊，晚服照方加茯苓此时病已垂危，药之出入，必不在一味茯苓。

又六诊，脉左沉数，右小数堵塞后脉又变矣。暮热微汗，时烦。辰刻神清只有辰刻神清矣，虚邪仍留阴分实邪仍留阳分。议用清补当用寒泻。

人参　茯苓　川斛　炙草　黑穞豆衣何用？　糯稻根须何用？　《金匮》麦门冬汤全与温病无涉。（《世补斋医书·文·卷十一·论〈临证指南〉"温热门"席姓七案》）

观其案，不难发现叶天士诊病时，其病已是温邪久伏，阳气不固，阴液渐涸，已至极期。叶氏取育阴清邪、滋水制热等法，亦是医者仁心仁术极力救危的情况。至四诊，徐灵胎即点评指出"此证恐不治"。章次公在"陆九芝论《临证指南·温热门》席姓七案书后"亦指出："席姓七案，其病盖伤寒之属，初诊案语即有"阳根未固，阴液渐涸"之说，知证已濒危，虽司命者，亦无可如何。盖伤寒在未有特效药之前，死亡率本高，治之无功，亦非尽叶氏之过，况垂殆之证乎？"徐氏、章氏之论颇为客观，而陆懋修之批评，不以实际病情为考虑，但"龂龂于文字之得失"，不免有臆断之失。章次公先生对陆懋修评叶天士席姓案曾作过一段十分中肯的评述，谓："后人欲评前哲之学说，最不可先有成见，成见横梗胸中，其流弊为武断。九芝批此案，成见既深，武断毕露。滋水制热之法，用于热病，至叶氏乃有步骤、有条理，从存津液至生津液，实为叶氏之最大业绩，吾人不可一概抹杀也。平心论之，叶氏自有其不可及处，尊信太高，诋毁太过，俱非持平之论。"

c. 否定吴鞠通三焦辨证

陆懋修守温病属中焦脾胃论，认为吴鞠通所立三焦辨证为"自条自辨，可发一笑者"，对其予以否定。陆懋修论曰："以温病之本在中焦者，先移之于上焦，谓切不可用中焦药，痛戒中焦之芩、连。而其下即云：热邪久羁，吸铄真阴。邪热久羁，肌肤甲错，皆鞠通所自言，皆鞠通自己所告人者。先是自制银翘、桑鞠两方，即顾景文之辛凉轻剂，不名一药，而鞠通为之引申者也。嗣是方名清宫，用犀角、牛黄。方名增液，用玄参、麦冬。以及一甲、二甲、三甲之复脉汤、小定风珠、大定风珠，无非滋腻伤阴，引邪内陷，病至此不可为矣。"（《世补斋医书·文·卷十一·合顾景文〈温证论治〉、吴鞠通〈温病条辨〉》）可见，陆懋修认为，温病之本本于中焦，温病之初即当用中焦之药，不必用上焦辛凉轻剂，贻误病情，致邪气流连深入渐至伤阴。其更论曰："苟非布置上焦，则热邪未必久羁，真阴即未定劫铄。苟非诃斥芩、连，则邪热未必久羁，肌肤又未定甲错。"

《温病条辨·中焦篇》倡用白虎汤、竹叶石膏汤、承气汤等，与陆懋修温病治取阳明之论是相合的。陆懋修对此轻描淡写，曰："其'中焦篇'抑或有偶用芩、连、膏、黄时，凡温病之一用芩、连、膏、黄，无不可去邪撤热者，鞠通又若未尝不知。"(《世补斋医书·文·卷十一·合顾景文〈温证论治〉、吴鞠通〈温病条辨〉》)

除此之外，陆懋修本于阳明温病之论，对温病学派医家的著作，如杨栗山《伤寒瘟疫条辨》、章虚谷《外感温热》、王孟英《温热经纬》等亦颇有微词，基本持以否定的态度，不免有固守一隅、执此而失彼之嫌。

2. 伤寒发挥

陆懋修以"一遇温热病无不力辟伤寒方，更无人知温热之病本隶于《伤寒论》中，而温热之方并不在《伤寒论》外者"为基本出发点，提出不明《伤寒论》之伤寒是广义伤寒，是时医治温病避伤寒方的根源所在。其以《素问·热论》《难经·五十八难》所论为据，提出仲景所论伤寒为中风、伤寒、湿温、热病、温病五种伤寒之总论，主张以寒统温，将温病证治纳入伤寒六经辨治体系。

（1）以伤寒有五论伤寒

陆懋修指出，《伤寒论》之伤寒为广义之伤寒，包括了中风、伤寒、湿温、热病、温病。其在《世补斋医书·文·卷二·伤寒有五论》)指出："凡病之为风、为寒、为温、为热、为湿温者，古皆谓之伤寒。乃人知风与寒为《伤寒论》中病，而于温与热谓不可用《伤寒论》中方。其意若曰，方既出于《伤寒论》自是治寒方，必非治温法。岂有治温而用治寒方者？于是一遇温热病无不力辟伤寒方，更无人知温热之病本隶于《伤寒论》中，而温热之方并不在《伤寒论》外者。"

陆懋修有理、有据、有喻、有用，列三篇专论，论说"伤寒有五"。如：

①理

陆懋修以《素问·热论》提出的"今夫热病者皆伤寒之类也……人之伤于寒也，则为病热"；"凡病伤寒而成温者，先夏至日者为病温，后夏至日者为病暑"，及《难经·五十八难》提出"伤寒有五，有中风，有伤寒，有湿温，有热病，有温病"等论述为理论基础，指出《伤寒论》之"伤寒"，即《难经》"伤寒有五"之伤寒，而非"二曰伤寒"之狭义伤寒。其论曰："伤寒者，病之总名也。下五者，病之分证也。伤寒为纲，其目则五：一曰中风，二曰伤寒，三曰湿温，四曰热病，五曰温病。明说伤寒有五种焉。"

②据

陆懋修以《伤寒论》中病一一按之，以为论据。如：太阳病发热，汗出，恶风，脉缓者，名曰中风；太阳病或已发热，或未发热，必恶寒，体痛，呕逆，脉阴阳俱紧者，名曰伤寒；太阳病关节疼痛而烦，脉沉而细者，此为湿痹；太阳中热者暍是也，其人汗出，恶寒，身热而渴也；太阳病发热而渴，不恶寒者，为温病。其中，中风、伤寒，其病皆自伤寒来，其治宜桂枝汤、麻黄汤辛温者为治；暍、温病，其病亦自伤寒来，其为方如葛根之辛凉、石膏之辛甘寒，黄芩、黄连、大黄之诸苦寒者皆治之。是以"凡伤寒之若风、若寒、若温、若热、若湿温五种，无不于论中列方，既用桂、麻治风寒，即以葛根辈治温热，分系其方于《伤寒论》中。"

③喻

陆懋修更以府（县）、钟（镛）、鼎（鼐）、尊（罍）、金（五金）、侯（五侯）为喻以解疑惑。如清代吴地江宁府下属上元、江宁、句容、溧水、高淳、江浦、六合等七县，江宁县即《伤寒论》之伤寒，其余六县则《伤寒论》之中风、温病、热病、湿温，而上元诸县人均得称江宁人，是不言县而言府，犹如伤寒、中风、温病、热病、湿温俱谓之伤寒。推而论之，则如钟、镛皆可名钟，鼎、鼐皆可名鼎，尊、罍皆可名尊；以五金言之，一曰金，二曰银，三曰铜，四曰铁，五曰锡；以五侯言之，一曰公，二曰侯，三曰伯，四曰子，五曰男。此与《伤寒论》之广义伤寒与二曰伤寒之狭义伤寒，理皆相同。是以"风、寒、温、热之皆在论中，论中之方可治风寒，亦治温热。"

④用

陆懋修指出伤寒为病，初为寒，后必化热，《伤寒论》温、热、寒、凉四法皆备，祛实、补虚治法亦皆详。陆懋修善用《伤寒论》方治疗各类疾病，尤其擅长用阳明方治疗温热病。如：儿科小儿热惊风，急惊用葛根汤、葛根芩连汤、白虎汤、栀子柏皮汤、承气汤等清法，以却其病于未成惊之先；慢惊可选用真武汤、四逆汤、白通汤、通脉四逆汤、吴茱萸汤等温法。更如水饮之证，倡以小青龙汤之阳水，以真武汤治饮水。其于阳明治法之用于伤寒、温病者，详于下文，但陆懋修宗仲景《伤寒论》法的临证思想，在其医论中亦彰显无遗。最后，陆懋修总结说："知五种之伤寒并隶于伤寒之一论，则《伤寒论》者明是五种伤寒之总论，而温热之治即在其中。"

（2）提纲挈领归类伤寒方治

自仲景以降，历代医家皆尊《伤寒论》为"医方之祖"。陆懋修以"仲景为医中之圣，《伤寒论》为医书有方之祖"，作"伤寒方论一"，阐述有方之书始自《伤寒论》。在《伤寒论》以前，神农氏有《本草经》三卷，不出一方；《黄帝内经》仅有数方；伊尹以撰用《神农本草》作为《汤液》，而方不传；春秋时医和、医缓，以医名而不以方传；扁鹊传世《八十一难经》，未载其方；仓公受公乘阳庆禁方，所仅存者一二方。直至东汉张仲景作《伤寒论》，有论有方，被公认为"方书之祖"。陆懋修曰："方不肇自仲景，用方者不仲景之是求，而谁求哉？"华佗《中藏经》有方六十，陆懋修认为其后于仲景，且其而剖肠湔胃、刮骨缝肠之治大异仲景治法，虽有方而不恃于方；至晋皇甫谧《甲乙经》专论针刺而无方；王叔和《脉经》但言脉法而无方；隋巢元方《诸病源候论》载病源而亦无方。直到唐初，孙思邈、王焘出，作《千金要方》《外台秘要》，对《伤寒论》方做了收录，是足以考仲景方者，两书不可不读。陆懋修在《世补斋医书·文·卷二》中，作"伤寒方论"三篇综合讨论伤寒方。

①以辛散、寒泻、温补归类伤寒方

陆懋修在《世补斋医书·文·卷二·文二》"伤寒方论二"一文中，开篇即提出："一部《伤寒论》，只有三种方：一曰辛散，桂、麻诸方是也；一曰寒泻，膏、黄诸方是也；一曰温补，姜、附诸方是也。"其以升麻、葛根、柴胡、细辛等辛散之类统于桂、麻，以黄芩、黄连、黄柏、栀子等寒泻之品统于膏、黄，以吴萸、蜀椒等温补之药统于姜、附，将《伤寒论》113方皆统于辛散、寒泻、温补三类方之下。其中，姜、附、桂、麻为温法；膏与黄为清法；桂枝之与石膏，芩、连与干姜，附子与大黄为温清合法；补法则统于人参、大枣、甘草等，是补阴气，不是补阳。具体来讲，如：

桂、麻辛散方，太阳有桂枝汤、麻黄汤、葛根汤、大小青龙汤；阳明之始，亦有桂、麻二汤；少阳有柴胡桂枝汤；太阴有桂枝加大黄汤、理中加桂汤，亦有桂枝汤；少阴有麻黄附子细辛汤、麻黄附子甘草汤；厥阴有当归四逆汤。可见，六经风寒表证，皆不离桂、麻。陆懋修曰："病而仅属风寒，不论传在何经，只须桂、麻辛散表邪，自无不解。"膏、黄诸寒泻方，则主治病入阳明腑的实热之证；少阴、厥阴病而为实热，仍还阳明腑，则也应寒泻。而病入太阴脏，则为虚寒，不可寒泻，宜温补；少阴、厥阴病之虚寒者，同于太阴脏，皆宜温补。

在文论最后，陆懋修进一步总结指出："桂、麻以辛散者祛寒，膏、黄以撤热者救阴，姜、附以辛热者回阳，人参以养阴者退热。病在太阳，则用麻、桂；病在太、少，则用柴胡；病入阳明，则用葛根；病入少、厥，则用细辛。此仲景之辛散也。非寒不泻，芩、连、膏、黄，仲景之泻药。非温不补，萸、椒、姜、附，仲景之补药。"对于《伤寒论》113方，陆懋修以数语括之，提纲挈领，在临床应用上有很大的参考价值。

②以寒温两法论伤寒治寒、温热之方

陆懋修认为，古今之病，不外寒热两途；古今之治，不外温清两法；

伤寒之论不独有治寒之方，更有治温热之方。在《世补斋医书·文·卷二》"伤寒方论三"中，陆懋修对于一遇温热病则避用伤寒方者，予以了批评，指出伤寒方不止桂枝汤、麻黄汤两类辛温之方，其若葛、芩、连、栀、柏之统于膏、黄寒凉清解者，不可忽视。这也是陆懋修阳明温病论的核心内容，前以详论，此不再赘述。但就寒、温之法的选择来讲，陆懋修除参之以症、脉外，更合之以时，结合六十年大司天理论，指出："以医者当身所值六十年之气化，计之湿寒、寒湿之运，则以能用桂、麻、姜、附为长。风、燥二火之运，则以能用芩、连、膏、黄为长。六六三百六十年，宜从温法者二，宜从清法者四。即言六气不过寒热两途，即言六气之治亦不过温清两法，而《伤寒论》为法具备"。

（3）伤寒去实、补虚论

①伤寒去实论

陆懋修认为，天为清虚之府，人为虚灵之体，有病则为实。实即邪，邪实于表为表实，邪实于里为里实。寒之邪为实邪，伤于寒为表实。

邪实为病，与禀气强弱关系密切。一般认为，禀气旺者，虽感重邪，其发病必轻；禀气弱者，即感微邪，其发亦重。在治疗上，人之强壮者，尽力去邪，尽不妨事；人之羸弱者，即用些少去病之药，亦所不胜。而陆懋修则认为，禀气弱者，随感随发，其发也轻，以其邪亦不能实；禀气厚者，感受之久，郁而不发，发则必重，以其邪亦实之甚。在治疗上，则根据自己的经验提出："人果强壮，即留病一二日，于事无妨，而用药则不可轻。若其人而已觉羸弱，则去病宜速，只多留一二日之病即危，而用药本不必重。"（《世补斋医书·文·卷二·伤寒去实论》）实际上，二者所言轻重，一是从病者的耐受而言，一是从症状表现而言；所言用药之轻重，亦是立足于不同的角度，并无本质矛盾。而就病者而言，多是因实而病，因病而虚，是以"无病为虚，虚不为害；有病为实，实必速去"。

②伤寒补虚论

有邪则为实，然而病固自有虚不达邪者，则需要用补法。在"伤寒方论二"中，陆懋修已经做了简要归纳。其指出："仲景补法，一则甘草，再则枣、草，轻则白芍、枣、草，重则人参、枣、草。"在"伤寒补虚论"中则以"始则芍、草而已，继则人参、芍、草而已"，对仲景补虚法进行了如下论述：

如麻黄汤、白虎汤、大青龙汤，则以甘草为补；桂枝汤、葛根汤、黄芩汤、四逆散，则以芍、草为补；柴胡汤、理中汤、吴茱萸汤，则以参、草为补；而如泻心汤、四逆汤、复脉汤之君甘草者，更以之为补。陆懋修曰："余故知甘草为仲景之补药，芍、草尤仲景之补药，岂必于芍、草外另寻补药乎？"（《世补斋医书·文·卷二·伤寒补虚论》）

对于人参的运用，仲景于桂枝证用参而有新加汤，于芩、连证用参而有泻心汤，于石膏证用参而有人参白虎汤、竹叶石膏汤，于柴胡证用参而有柴胡汤，附子证用参而有附子汤。更有利止亡血证用参，四逆汤以已极汗下证用参，茯苓四逆汤用参、芍、草。陆懋修曰："余故知仲景惟以人参为补，又岂必另寻补药于人参外乎？"然而，时医用参多在病笃时用以回元气，仲景用人参助正达邪去病之法，并没有得到很好的继承和运用。是以叹曰："参之为用失其法，而当其去病，未闻有一用参者。及其病既危笃，则非一二三两之独参汤，必不能回元气于无何有之乡。乃至此，而方用二五七分之参，又杂以他药，反见胀满。反见胀满则曰虚不受补。夫补药所以救虚岂有果虚而不受补者？盖既不善用参于病未危之前，又不善用参于病既危之后。磋乎！一参而已其于先后多少之间能信任而无惑者，有几人哉。"（《世补斋医书·文·卷二·伤寒补虚论》）

（4）六经提纲，皆主气化

陆懋修采用六经气化学说，以"六经提纲，皆主气化"论六经病。而六经气化说，是将《素问》运气学说中的"标本中气"理论，应用于伤寒六经辨证论治之中。

①"标本中气"理论

"标本中气"理论，源于《素问》"六微旨大论""至真要大论"两篇。其基本观点如下：风、热、火、湿、燥、寒为天之六气，三阴三阳乃六气所化，六气为本，三阴三阳为标；在本气之下，标气之上，而界于标本之间者为中气。六气与三阴三阳对应关系是：风化厥阴，热化少阴，火化少阳，湿化太阴，燥化阳明，寒化太阳。疾病的发生"有生于本者，有生于标者，有生于中气者"，治疗上也就"有取本而得者，有取标而得者，有取中气而得者，有取标本而得者"。其从取规律为：标本同气，治从本取；标本气反，从标从本；标本异气，治从中气。这样，则少阳、太阴从本，少阴、太阳从标从本，阳明、厥阴治从中气。这一理论为伤寒六经气化学说的形成奠定了理论基础，正如刘渡舟先生所云："由于《内经》的阴阳六气标本理论的建立，而又有'物生其应，气脉其应'的天人合一原理，所以，就为伤寒学六经气化学说提供了理论上和方法上的根源。"

②伤寒六经气化学说

运用标本中气理论分析伤寒六经病的病机、证治规律，形成了伤寒六经气化学说，同时也将标本中气理论推向了临床实践。其中，以清代医家张遂辰、张志聪为代表，将标本中气理论与伤寒六经辨证理论结合起来，提倡用气化学说理解、解释与辨治伤寒六经病证，对后世医家的影响颇大，更得到了一些医家的追随，形成了以气化研究伤寒的一大学派，王朴庄就是其中的一位。王氏十分推崇二张的六经气化说，在其著作《伤寒论注·卷一》开篇即明确提出了"六经提纲，专主气化"的观点。如《读伤寒论心法》指出："六经之气本也，三阴为阳标也。阴阳之经，相为输应，则中气也。如太阳以寒水为本，寒水以太阳为标，太阳以少阴为中气，少阴亦以太阳为中气也。凡六经提纲，专主气化之动处言之。"陆懋修继承这一学术观点，以气化立论，用标本中气理论将六气与六经联系起来解读伤寒六经病提纲。

③六经提纲，皆主气化

陆懋修以"六经提纲，皆主气化"立论，对六经提纲予以解释。其指出："六经之分，在寒水、燥金、相火、湿土、君火、风木之六气，不仅为足六经、手六经也。"太阳之为病，即寒水之气为病。寒为病，宜温散；水为病，宜利水。伤寒传入阳明，则燥金为病而成热、成实，为胃家实。少阳气化为相火，口苦、咽干、胁痛、耳聋等等，但见一证便是相火之病。太阴病本于湿土，属寒者多，以腹满为辨证要点。少阴，本阳而标阴，从标从本，从标为足少阴肾水，从本则手少阴君火，因此有寒化、热化两端。厥阴病为风木病，木中有火，标阴而本阳，凡厥阴病以消渴为纲中之纲。

小结：陆懋修推崇六经气化学说，不但运用气化学说分析六经病提纲，在认识六经病证机理及其治法时也多有应用。其虽然在理论上没能在"二张"的基础有所超越，但对六经气化理论的传播起到了积极的推动作用。经过后世伤寒学家的发掘和不断深化，六经气化学说为丰富多彩的六经辨证理论增添了浓重的一笔。时至今日，对于六经气化学说的研究仍然是一个热点、难点，无论在其理论本身，还是对于临床的指导上，仍有待于进一步深入研究。

（5）阐发伤寒六经病证治

①太阳寒水病

a. 太阳病"三级"说

陆懋修以风寒伤营卫之轻重为论，提出以桂枝汤、麻黄汤、青龙汤三级之阶升分治太阳病，谓之太阳病"三级"说。

陆懋修的"三级"说，是在对"三纲鼎立"说批判继承的基础上形成的。"三纲鼎立"说，发端于王叔和。其在《伤寒例·辨脉法第一》中提出："风则伤卫，寒则伤荣，荣卫俱病，骨节疼烦。"至唐代的孙思邈，则进一步提出了"寻方之大意，不过三种。一则桂枝，二则麻黄，三则青龙。

此之三方，凡疗伤寒不出之也"。其桂枝汤、麻黄汤及青龙汤三方之说，为成无己、许叔微、方有执、喻嘉言等所推崇。如方有执在《伤寒论条辨》将太阳篇的条文，以"卫中风""营伤寒"及"营卫俱中伤风寒"分篇，分别收录桂枝汤、麻黄汤及青龙汤相关条文。至清代，喻嘉言采其说，发挥为"三纲鼎立"之说，即：风伤卫，用桂枝汤；寒伤营，用麻黄汤；风寒两伤营卫，用大青龙汤。陆懋修对"三纲鼎立"说持否定态度，认为桂枝汤、麻黄汤、青龙汤三方为三级，而非三纲。其在《世补斋医书·文·卷四·太阳病桂、麻、青龙三级说》论曰："太阳风伤卫，用桂枝汤；寒伤营，用麻黄汤；风寒两伤，营卫同病，用大青龙汤。三方鼎立，为三大纲。是说也，许叔微、成无己言之于前，而其后方中行、喻嘉言、程郊倩又曲畅之。一若于麻黄汤中不见其亦有桂枝，于青龙汤中不见其多一石膏者。夫仲景桂枝汤，治汗出而不喘满之太阳病；麻黄汤治喘满而不汗出之太阳病；大青龙汤治不汗出而烦躁之太阳病。此之三方，一则桂枝，二则麻黄，三则青龙。乃三级也，非三纲也。"陆懋修的"三级说"，以病之轻重为论：风但伤卫，为太阳病之轻者，以汗出、头项强痛为主证，无喘满，用以桂枝为主的桂枝汤；风既伤卫，寒又伤营，出现无汗、喘、兼骨节烦痛等证，则用以麻黄、桂枝为主的麻黄汤；至风寒两伤营卫之后，无汗而又加烦躁者，用石膏、麻黄、桂枝为主的青龙汤。可见，其病由轻而重，其方亦由轻而重。轻则用桂，重则用麻、桂，又重则用石膏、麻、桂。陆懋修以一言概之曰："仲景于太阳病汗出而不喘满者用桂枝汤，喘满而不汗出者用麻黄汤，不汗出而烦躁者用大青龙汤。则此之三方，一则桂枝，二则麻黄，三则青龙。其病由轻而重，其方亦由轻而重，乃三级也，非三纲也。乃三级之阶升，非三纲之鼎立也。"

"三纲鼎立"分治太阳病，提纲挈领，凸显了太阳证治之要，但其理论上割裂营卫，不能准确、全面概括太阳病的复杂变化。陆懋修以传变的眼光看待六经病，提出太阳病三级说也在情理之中。撇开疾病传变，单以临床辨证用方来说，其三级说与"三纲鼎立"的思想是一致的。

b. 太阳病以发汗、利水出路

陆懋修总结太阳病治法之要，指出"太阳病以发汗为出路，又以利水为去路"。此可谓提纲挈领、画龙点睛之论。

太阳主表，统一身之营卫，为寒水所司。风寒为病伤营卫，陆懋修以"三级"立说。卫病营未病，则脉缓而有汗；营病卫亦病，则脉紧而无汗。汗出而不喘满者用桂枝汤；喘满而不汗出者用麻黄汤；不汗而喘，喘而烦躁者用大青龙汤。三方皆以发汗为务，正如陆懋修所云："桂、麻、青龙所以为汗法之三级也。"汗为心液，水之气。故太阳病以发汗为出路，又以利水为去路。凡利水之法则以小便不利为辨。如太阳寒水为病，入膀胱腑，出现渴欲饮水、小便不利水逆者，用五苓散通利小便兼解表。

另外，太阳病从汗解，而汗不可过亦不可失。过汗则液涸而亡其阳，邪入少阴，则有姜、附之治，以理中汤、四逆汤为代表治方；失汗则热炽而烁其阴，邪入阳明，则有芩、连之治，而以白虎汤、三承气汤继之为治。

②阳明燥金病

在伤寒的研究中，陆懋修独重阳明病，认为阳明病是伤寒成温之证。其撰有《伤寒论阳明病释》四卷专论，将阳明经证、腑证的条文汇总并加以注解为一、二卷；三、四卷则选取历代医家有关阳明经证、腑证的注解，以集解形式罗列。另外，在《世补斋医书·文》则有"阳明燥金病方说""阳明腑用承气法"二论。陆懋修以"阳明病，有病经、病腑之不同"，对阳明病方、证、治做了深入分析。

a. 阳明经证

以身热、汗自出、不恶寒反恶热、始虽恶寒二日自止、目痛、鼻干、不得眠或多睡眠、脉大而长为证候特点。太阳病初入阳明表，以发汗为先务：脉浮缓，汗出，恶风，表未解者，用桂枝汤；脉浮紧，无汗而喘者，宜麻黄汤；脉浮，无汗，或兼自利者，宜葛根汤。邪离太阳入阳明，或本阳明热邪达表则正阳明病，葛根黄芩黄连汤为主方。阳明里热，浅者虚烦懊憹，以吐为正务，栀子豉汤探吐。里热盛，而渴饮，多汗，壮热者，清火为要务，主以白虎汤；偏虚，则宜白虎加人参汤。陆懋修总结说："阳明在经之证，无不以汗为先务，吐为正务，清火为要务"。

b. 阳明腑病

阳明经证失治，则入腑为阳明腑病，阳明腑证以胃实大便难、潮热、日晡所热、谵语、睛不和、昏不识人，甚则循衣摸床、撮空理线、脉滑而实等证候为特点，其治则以承气法撤热救阴为要。分而言之，其证有三：有太阳阳明、正阳阳明、少阳阳明。太阳阳明者，邪自太阳来，为脾约，是脾不能为胃行其津液，用麻子仁丸；少阳阳明，邪自少阳来，为大便难，是木气不能疏通其土，用大柴胡汤；正阳阳明，为阳明有燥屎，用三承气汤。

对于阳明攻下之法，陆懋修最有心得。如：攻下之机，必待恶寒罢，表尽解之后。若恶寒者，则尚有太阳表证未了，慎不可攻。张仲景虽有急下存阴之论，更有下不厌迟之训，其谓："正谓有恶寒即不可议下"。

对于三承气汤大下、微下的选择，陆懋修辨证精微。其在《世补斋医书·文·卷四·阳明腑用承气法》论曰："病先问其汗出之多与不多，小便之利与不利，以验邪热之炽与不炽，即可知津液之伤与不伤。再问其脐腹之痛与不痛，矢气之转与不转，而后可辨其燥屎之结与不结，以消息乎大下、微下之间。"

③少阳相火病

a. 少阳为半表半里

陆懋修发挥张仲景少阳"半在表半在里"之说，以开合枢、阴阳出入论少阳半表半里。其论曰："三阳经，太阳为开，阳明为合，而少阳为之枢，所以为半表半里"；"少阳一经，联络于阴阳出入之所。出则连及太阳，入则连及太阴。所以云半表者，对太阳之全表言；所以云半里者，对太阴之全里言"。此外，陆懋修更以枢机为论，将半表半里的部位具体化。其一，少阳为前后之枢机。太阳行身之后，为表；阳明行身之前，为里；独少阳行身之侧，以为前后之枢机，故为半表半里。其二，少阳为上下之枢机。人身膈以上为阳、为表，膈以下为阴、为里；惟少阳居中道，而介乎膈之间，故亦为半表半里。

b. 半表半里为病，有三方面的见证

第一，寒热往来。寒为表，热为里，半表半里则为寒热往来。第二，在经之证，见胁痛，耳聋。第三，在腑之证，见口苦，咽干，目眩。其中，则又以寒热，胁痛，耳聋为半表，而以口苦，咽干，目眩为半里。陆懋修释曰："两胁不居身前后，而居侧。两耳寤则闻，寐则不闻，口、咽、目，开之则见，合之则不见。此数者不可谓之表，亦不可谓之里，则谓之半表半里而已。"

少阳半表半里证，其治汗、下俱禁，宜立和解局，取和解法。少阳和解之局有五：第一，其表证有往来寒热，胸胁痛而耳聋，心烦喜呕，其脉必弦；其里证有口苦，咽干，目眩，痞满，咳，悸，或渴或不渴，或呕或不呕，其脉亦弦，治悉从小柴胡汤加减，为和局。第二，其心下支结，已属少阳，而发热恶寒与太阳同，则邪偏于表，治必从柴胡桂枝两解太阳、少阳，亦属和局。第三，因其误汗，而胸胁满微结者，仍当微汗而解，则有柴胡加桂枝汤之治；因误下而胸胁满微利者，又当微下而解，则有柴胡加芒硝汤之治。陆懋修在"少阳相火病方说"文中谓："散结除满，用此二方，是又为汗、下两误者作和局也"。第四，若结之甚，而为痞满之甚，为噫者，有泻心三方、旋覆代赭汤、黄芩汤、干姜黄芩黄连人参汤散结除满，皆不外和解之局。第五，火热结于里，寒热往来，用大柴胡汤，是从清火而解者，亦属少阳和解法。

④太阴湿土病

a. 太阴本病

陆懋修指出，太阴病生于本，本于湿土之气化。因此，为病属寒者多，其有溜入阳明腑而为热者，为阳明病。是以太阴病篇，皆是指阴土脾脏为病。其为病，多为虚寒，以腹满痛为主证；太阴脾为阴中之至阴，其道虚，故其脉沉细；其治则以理中温补为正治法。

b. 太阳转属太阴病

太阴篇，有桂枝一法，是为太阴表药。是针对太阳转属太阴，而非太阴本病而立。以太阳传来之邪，有四肢烦疼，嗌干，脉浮之表。而脾司肌肉，桂枝解肌，故以为治。即因误下而大实痛，仍须桂枝中使以大黄。因误下而腹满时痛，仍不过于桂枝中倍以芍药。

c. 太阴、阳明虚实辨治

太阴、阳明，同居中土。胃为阳，脾属阴；太阴脾为阴道虚，阳明胃为阳道实。胃为腑，脾为脏。胃司纳，脾主输。胃恶燥，脾恶湿。胃喜降，脾喜升。二者差别如是，因此脾胃之病不可混称，脾胃之治亦不可混淆。陆懋修对太阴、阳明常见的腹痛、发黄、格吐、肝木侮土等病证的不同特点予以了辨析（表28）。

表28　太阴、阳明常见病证的不同特点

	太阴脾（阴土）	阳明胃（阳土）
腹痛	满而时痛 理中、四逆、厚朴生姜半夏甘草人参汤，间有用桂枝加芍药汤、桂枝加大黄汤	满而大实痛 栀子厚朴汤、承气汤
发黄	黄色瘀晦（阴黄） 理中汤、四逆汤	黄色鲜明（阳黄） 茵陈蒿汤、栀子柏皮汤
格吐	寒格——朝食暮吐 附子理中汤、厚朴生姜半夏甘草人参汤	热格——食入即吐 泻心汤、干姜黄芩黄连汤
脉	弱	大
肝木侮土	宜补	宜泻

可见，太阴、阳明土之阴阳、虚实不可不辨。病因在土脏、土腑不同以为虚实，而补泻随之，不可以一概而论。

⑤少阴君火病

a. 少阴标本寒热之化

三阴经太阴为开，厥阴为合，而少阴为之枢。故脏有水火，治分标本。少阴标阴而本阳，其化从本从标。陆懋修谓："少阴为君火之化，然有水火二脏。邪从水化为阴，邪其标也。邪从火化为阳，邪其本也。"从标治在回阳，从本治在救阴。少阴篇有撤热救阴法、驱寒回阳法，二者不可偏废。如：

其脉沉，反发热，为少阴之表证，主以麻黄细辛附子汤、麻黄附子甘草汤；下利，咳，呕，烦渴，用猪苓汤；心烦不得眠，用黄连阿胶汤。病皆从火化为阳邪，治宜从本，以撤热为救阴法。

若下利，或渴，或悸，而小便不利者，及身体痛，骨节痛，手足寒，背恶寒，而口中和者，用真武汤、附子汤；如下利，恶寒，倦卧者，且烦躁者，用通脉四逆汤、白通汤、吴茱萸汤、桃花诸汤。病皆从水化为阴邪，治宜从标，以驱寒为回阳法。

陆懋修以寒化、热化两途论少阴病之由起，以寒、温两法论少阴病治，可谓提纲挈领。其在《世补斋医书·文·卷三·少阴君火病方说》中总结说："少阴中截然两途，宜分温法、清法以为治，岂可一涉少阴即认作但有温法耶？"

b. 少阴咽痛吐利寒热辨

少阴病，有咽痛、吐利为常见证，亦有寒热之辨。

咽痛：少阴之脉循喉咙，在初得病二、三日为阳邪结于会厌，但用生甘草解毒，桔梗排脓，半夏、鸡子发声利咽；若下利，胸满，心烦而咽痛，为阴虚液不上蒸，治宜育阴复液，宜猪肤汤加白蜜；下利，厥逆，面赤而咽痛，为阴盛格阳于上，治宜驱阴复阳，则宜通脉四逆汤之加桔梗。可见，阴虚、阴盛皆可以致咽痛，故有育阴清热、驱阴复阳两法。

吐利：饮食入口即吐，心下温温欲吐，复不能吐，此胸中实，不可下，而可吐；膈有寒饮而吐，且干呕者，为有水气，不可吐，而可温。若少阴吐利交作，以手足不冷为吉。但若吐且利而见厥逆，吐且利而见烦躁则难治，"虽有吴茱萸一法，亦未必及救矣"。

下利：就下利一证而言，少阴之利，虽多寒少热，但寒热二途不可不辨。如厥冷，而或咳，或悸，腹痛下重，是阳为阴遏之利，用四逆散；咳而呕，渴，心烦不眠，是水热互结之利，用猪苓汤；小便不利，腹痛，便脓血，是寒热不调之利，用桃花汤；自利清水，心下痛二三日，咽干口燥，六七日不大便，腹满，是阳盛铄阴之利，用承气汤。以上"皆为传经之邪，固属于热"。若下利清谷，厥逆，脉微，呕而汗出，引衣自盖，欲向壁卧，不喜见明，而又面赤戴阳者，合于真武汤、附子汤、四逆汤、通脉四逆汤、白通汤诸方，为少阴虚寒之证。

此外，陆懋修将少阴下利，死证五条做了归纳。指出："吐利躁烦；四肢厥逆、恶寒身蜷；脉不至；不烦而躁、下利止而眩冒；六七日而息高者。虽尚有吴茱萸一法，终为不治之证。苟非利止手足温，身反发热，未易求其生也。"（《世补斋医书·文·卷四·少阴咽痛吐利寒热辨》）

⑥厥阴风木病

厥阴为阴之初尽，即为阳之初生。又厥阴之上，风气主之，中见少阳。其经属阴而脏不寒，每多阴阳错杂、寒热互形之证。而尤重在厥、利两证。陆懋修列"厥阴热厥、寒厥辨""厥阴热利、寒利辨"专篇进行分析。其最突出的论点，是对厥、利与热、寒的病机关系的论断，突破了传统的阴气、阳气胜复往来的观点，而是将之归为寒、热两途，而以热者为多见。

a.热厥、寒厥辨

陆懋修指出，厥阴阴极生阳，故厥阴之厥，热厥多而寒厥少。厥阴从中见之少阳相火而化，即为热厥。其在《世补斋医书·文·卷四·厥阴热厥寒厥辨》论曰："厥阴之上，风气主之。中见少阳火化，故有热。人身元阳，到此亦化为阳邪，退伏于内，不能充达于外，故有厥"；"厥阴与少阳

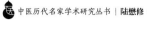

相表里，厥阴厥热之胜复，犹少阳寒热之往来。少阳之寒因乎热，故厥阴之厥亦因乎热。热为阳邪向外，厥为阳邪向内。厥之与热总是阳邪出入阴分……盖外来客热化为阳邪，深入厥阴之脏，本以向外为吉，向内为凶。阳而向外则外热，阳而向内则外寒。故仲景以厥多为病进，热多为病愈"。是故，先厥后热者，为热厥，厥深者热亦深，厥微者热亦微。其证并非当其热时属热，当其厥时即为寒，而是其热时固然属热，当其厥时也是因为热，皆在于阳邪出入阴分的缘故。陆懋修的这一观点，是对王朴庄提出的"厥与发热，只一郁热之气出入所致"观点的发挥与发展，相对于"阴盛则厥，阳盛则热"的传统认识，更贴近于其病机实质。

在临床上，对于热厥之辨证，除从厥后复热的症状及凭脉为辨外，更注重从病人恶寒与恶热的表现来辨证，尤其当热与厥交替往来未厥之时。如若周身冰冷而不欲衣，而欲畅饮冰水者，是恶热的表现，为热厥。切不可因手足逆冷，而认作虚寒，投以姜、附等大辛大热之品。热厥之治，重在清里热。如脉滑而厥者，里有大热，以白虎汤清之。陆懋修总结指出："其热不除，其厥不已。"

厥之证，有厥无热，甚则一厥不复热者，为寒厥。如四逆汤厥逆而兼恶寒、汗、利者，当归四逆汤内有久寒者，吴茱萸汤脏厥吐涎沫者，均属寒厥，治宜温法。此外，还有蛔厥吐蛔者，寒热错杂，用乌梅丸。

b. 热利、寒利辨

陆懋修指出，厥阴厥逆属热者多，厥阴下利亦属热者居多。其在《世补斋医书·文·卷四·厥阴热利寒利辨》中，重点对《伤寒论》提出的"伤寒先厥，后发热而利者，必自止，见厥复利"；"伤寒先厥而后发热，下利必自止，而反汗出，咽中痛者，其喉为痹。发热无汗而利必自止，若不止，必便脓血。辨脓血者，其喉不痹"两条条文，进行解释。其指出："先厥后发热，下利必自止。见厥则复利者，其利本生于热，厥则其热更甚，故虽已止而必复利。见厥则复利者，其利本生于热，厥则其热更甚，故虽已止而必复利。此不可即其利而知其热乎？即如利止而反汗出者，必咽中痛，喉为痹，是其热上攻也。其无汗而利不止者，必发痈脓，便脓血，是其热下攻也。便脓血者，其喉不痹，是其热下攻者，不复上攻也。"揭示了热邪为利的病机实质。厥阴热利以下重、便脓血、欲饮水为辨证要点，用白头翁汤；其有下利谵语，或谓热结旁流者，为有燥屎，宜小承气汤。陆懋修谓此二方"治厥阴热利之法尽之矣"。

厥阴下利清谷，身有微热，面赤戴阳，为阴盛于下，格阳于上；其外恶寒，内拘急，大汗而复大利，为阴盛于内，格阳于外。此二者则必用四逆汤、通脉四逆汤及白通汤、白通加猪胆汁汤等破阴回阳，此则为治寒利之法。除此之外，陆懋修还对厥阴下利死证六条进行了如下归纳：厥冷微喘；躁不得卧；厥不止；或汗出不止；脉不还；或脉反实者。此六证，是为有阴无阳，难以救治。

（三）瘟疫发挥

陆懋修在《世补斋医书·文·卷六》作"瘟疫病说"三论，并附瘟疫病选方一篇，对瘟疫与温疫、温病进行辨析并明确加以区分，更从温、清两法分治温疫、寒疫。

1. 瘟疫明义

陆懋修认为，"疫之称谓，不可不明"。其考《说文解字》《系传》《释名》《一切经音译》及诸家对于疫病的描述，结合自己的临证体会，对"疫"进行了明义，认为"疫"即是"瘟"，可称为"瘟疫"，有传染且有温疫、寒疫两种，与温病大不相同。

（1）疫即瘟疫

"瘟"与"疫"古今异名，古人之所谓疫即近人之所谓瘟，二者皆是指有传染性的疾病。《世补斋医书·文·卷六·瘟疫病说一》论曰："《说文》：疫，民皆病也。从疒。役省声。小徐《系传》：若应役然。《释名》：疫，役也。言有鬼行疫也。《一切经音义》注引《字林》：疫，病流行也。此即《内经·刺法论》所谓：五疫之至，皆相染易，无问大小，病状相似。亦即仲景原文所谓：一岁之中，长幼之病多相似者是也。惟其大小长幼周不相似，故曰皆病。惟其皆病，若应役然，故谓之疫……此乃阴阳失位，寒暑错时，是故生疫。仲景所值有疫之年如此。此六年外，岂无温病而为一人所独者？一人独病，即不是皆病之疫。近人于无疫之年所遇温病，概名为疫，几若一人独病之温，世间更无此病者然。然则此病其安往乎？其在宋、元时，则不名为疫，而名曰瘟。"到了清代，如喻嘉言所谓瘟、翻掸等，皆是指瘟疫。其中，各种掸、翻皆是不同疫病的典型症状。

（2）瘟疫与温病

瘟疫与温病不同，但在因、机、证、治上又有相通之处，难免医家论著中或有将二者混为一谈者。如吴又可之《温疫论》，则以"温""瘟"为同义，将温、瘟为一病。其后有杨栗山继之。如杨氏在《伤寒温疫条辨·温病瘟疫之讹辨》中指出："《伤寒论》曰：凡治温病，可刺五十九穴。只言温病，未有所谓瘟疫也。后人省'氵'加'疒'为瘟，即温字也。省'亻'加'疒'为疫，即役字也。又如病证之'证'，后人省'登'加'正'为证，后又省'言'加'疒'为症，即证字也。古文并无'瘟'字、'疫'字、'证'字、'症'字，皆后人之变易耳。不可因变易其文，遂以温病、瘟疫为两病。"实际上杨氏所言温病将传统温病中的风温、暑温、湿温、秋温、冬温等都排除在外了，其所指为瘟疫。然而，观其论，却又多了温病的内容。恰如陆懋修所说"迹其所指，则皆瘟疫"；"味其所言，则仍是温"。这种将温病、瘟疫混淆相称的情况，在温病学说蓬勃发展的清代并不乏见。

陆懋修大声疾呼，指出瘟与"温热之温全不相涉"，将瘟疫与温病做了区别，其指出："温热之病为阳明证，证在《伤寒论》中，方亦不在《伤寒论》外，本不难辨……是故欲得温热之真，必先严瘟疫之界，乃能知伤寒之论本自有温热之方。凡病之里巷相传，长幼相似，其小者，如目赤、颐肿、咽痛、咳嗽之类，常常有之，属温者多。其大者，变起仓猝，一发莫制，有不定其病之为寒为温者，众人传染如徭役然，因其传染，乃名为疫。若病只一身，即在同室侍疾之人亦不传染，则温为温病，热为热病。其初传与伤寒之太阳异，其中传与伤寒之阳明同。既不传染，即不得以疫名……所以欲明温热者，必与伤寒辨，而尤必先与瘟疫辨。与瘟疫辨者无他，盖即辨其传染不传染耳。明乎传染之有寒有热者为瘟疫，即知不传染而有热无寒者为温病。其所以异于瘟疫者，只在此不传染之三字。"（《世补斋医书·文·卷六·温热病说二》）

瘟疫与温病不同，具有"病流行""相染易"的特点，亦即现代所说的流行性、传染性，且瘟疫"或数十年而一见，或数十年亦不一见"。《内经·刺法论》言"五疫之至，皆相染易，无问大小，病状相似"，《伤寒论·伤寒例》言"一岁之中，长幼之病多相似者"，曹植言"是年病气流行，家家有僵尸之痛，室室有号泣之哀。或阖门而殪，或覆族而丧"，陈素中谓"凶暴大病，死生人在数日之间"，戴天章谓"中人人病，中物物伤"，杨栗山谓"毒雾之来也无端，烟瘴之出也无时。饿殍在道"等诸说，都具有长幼相似、比屋连村、生在几日间等特点，是为瘟疫。而温病则不具备传染性，为病也不甚暴戾，也不会发生大范围的流行。陆懋修谓"年年常有之温，一人独病之温"为温病。此外，温病有热无寒，而瘟疫却有寒、温之分。概而言之，温病与瘟疫之异，在于"不传染"三字，即传染之有寒有热者为瘟疫，不传染而有热无寒者为温病。

（3）瘟疫与温疫

医家有谓"温""瘟"为古今字者，将温疫与瘟疫混淆。陆懋修辨之曰："瘟之与疫，不过为古今异名，则疫即是瘟，瘟即是疫，而与温热之温全不相涉者，概可明矣。乃更有谓'温''瘟'为古今字，不可以'温''瘟'为两字者，则吴又可之《瘟疫论》也。盖又可欲谓温、瘟为一病，故谓不可以'温''瘟'为两字。夫疫有两种，一为温之疫，一为寒之疫。若既论疫，则疫之温者宜寒，疫之寒者宜温，各有治法。又可之书，只说疫之有温，本未及疫之有寒。且但说疫中之温，本不说不疫之温，其义自在。若必欲以'温''瘟'为一字，则疫之寒者既不可称寒温，岂疫之温者独可称为温温乎？其后周禹载之分温热暑疫，王孟英之集温热湿疫，非不欲明疫之外自有温热，然皆平列四证，则又不知温热暑湿皆就一人之病言，疫则必以病之传染言，如其温热暑湿之四证而并为一时所传染，则温为温疫，热为热疫，暑湿为暑湿之疫。且当与寒病之有传染者，皆以疫名若之何？其可平列乎？凡著书者，但说温疫，不说寒疫，故并果为有疫之年，而其疫之或为寒或为温者，亦令人罔知所措也。"(《世补斋医书·文·卷六·瘟疫病说二》)

瘟疫是疫病的总称，有寒有热，即有温疫与寒疫之分。温疫只是瘟疫最常见的一种，不可将温疫等同于瘟疫。比如温、热、暑湿一时为疫，则温为温疫，热为热疫，暑湿为暑湿之疫。那么，当寒病之有传染者，自然该当称为寒疫。然而，疫之为病，皆因于五运六气气化失常，五运之有木、火、土、金、水，半寒而半温；六气之有湿寒、寒湿、风火、火风、燥火、火燥，温又多于寒。是故，就寒、温两面而言，却是温疫多而寒疫少。是以"凡著书者，但说温疫，不说寒疫。故并果为有疫之年，而其疫之或为寒、或为温者，亦令人罔知所措也。"针对这种情况，陆懋修明确指出："疫有两种，一为温之疫，一为寒之疫。若既论疫，则疫之温者宜寒，疫之寒者宜温，各有治法。"

总之，陆懋修对于瘟疫与温病、温疫之间的关系和不同特点，做了区分，为瘟疫从温病中独立出来，以及寒疫理论的推出，产生了积极的影响。

2. 瘟疫治法

陆懋修以寒、热类瘟疫，以温、清两法分治两寒疫、温疫，并再次重申二者不可偏举，不得以温疫多于寒疫，而置寒疫于不顾。

（1）瘟疫治法

五运气化失常，五疫各随其所值之年，由伏而发。陆懋修认为，其治尽于"木郁达之，火郁发之，土郁夺之，金郁泄之，水郁折之"五法。而就温疫、寒疫来讲，陆懋修主张，以仲景温、清两法分治寒、温两疫：温疫，则《伤寒论》中芩、连、栀、柏之类之统于石膏、大黄者可用；寒疫则吴茱萸、蜀椒之类统于姜、附子者可用。除此之外，陆懋修更精选了治疗瘟疫的实用代表方。

（2）瘟疫选方

①运气五瘟丹冠首

陆懋修十分重视运气之学，又因温疫多见，其《世补斋医书·文·卷六·瘟疫病选方》中，举温疫之方——运气五瘟丹，冠于诸方之首。其方出自韩懋所著《韩氏医通》一书，因其神验而被后人命名为"代天宣化丸"。其方是以预防、治疗温疫为主的方剂，由大黄、甘草梢、黄芩、黄柏、山栀、黄连、香附、紫苏叶组成。君药者，据值年大运而立，其量倍于他药，即：

甲己年（土运）——甘草梢

乙庚年（金运）——黄芩

丙辛年（水运）——黄柏

丁壬年（木运）——山栀

戊癸年（火运）——黄连

陆懋修举李东垣所创治疗温疫的普济消毒饮以概寒法，以苏东坡所载巢谷所藏治疗寒疫的秘方圣散子以概温法。外用则以玉枢丹、红灵丹、苏合香丸、牛黄清心丸、人马平安散、诸葛行军散，分治温疫、寒疫。

②温疫代表方——普济消毒饮

金代泰和年间，大头瘟病流行，医用承气汤类下之邪热逐邪，不愈。李东垣认为，身半以上，天之气主之；身半以下，为地之气所主。流行的大头瘟是邪热客于心肺之间，以承气泻其胃热，是诛伐无过。于是创制了具有清热解毒、疏散风热的方子。其方由黄芩、黄连、连翘、薄荷、桔梗、牛蒡、马勃、板蓝根、玄参、僵蚕、升麻、柴胡、陈皮、人参、炙甘草组成。其中，只有便秘者才会加大黄通便泄热，若无便秘则不用，这样就不会诛伐无过了。因处此方，全活甚众，遂名"普济"。陆懋修加按曰："金泰和初年，尚在六十五甲子，火燥之末可见。东坦于嘉泰甲子以前，亦能用寒剂也。余以此赅清法诸方焉。"（《世补斋医书·文·卷六·瘟疫病选方》）

③寒疫代表方——圣散子

宋代元丰年间，苏东坡谪居黄州，时逢当地瘟疫流行。在黄州连岁大疫中，东坡故人巢谷所藏秘方圣散子方，救人无数。东坡为之所动，而求方于巢氏。其后，修《圣散子方》将之公诸于世，推而广之。其方在《苏沈良方》《伤寒总病论》《三因极一病证方论》等书中均有记载，由麻黄、附子、细辛、炙甘草、柴胡、防风、藁本、独活、苍术、厚朴、枳壳、藿香、半夏、吴茱萸、高良姜、草豆蔻、白术、白芍、猪苓、茯苓 泽泻、石菖蒲等22味组成。

方以麻黄、细辛、附子、吴萸、高良姜温阳散寒；以苍术、厚朴、藿香、半夏、石菖蒲、草豆蔻燥湿，以茯苓、猪苓、泽泻渗湿，白术健脾化湿，防风、藁本、独活以风胜湿；柴胡、枳壳、芍药、甘草合为四逆散，调畅气机之用。以方测证，不难看出此方是为寒湿之邪而设，切不可用于温疫。若不识寒温，必贻误不浅。宋代医家陈无择在《三因极一病证方论》中提到了宋代"辛未年，永嘉瘟疫，被害者不可胜数"即是以寒疫之方，误施于温疫而致。陆懋修在《世补斋医书·文·卷六·瘟疫病选方》运用"大司天"理论加按分析指出："公谪居黄州，尚在六十三甲子，湿土运中，方必大效。至五十岁后，又值六十四甲子，相火之运，故至辛未而即有被害者矣。"在临床上，寒疫流行较少，后世医家积累的经验也是极其有限的。因此，"圣散子"治疗寒疫的经验就显得尤为可贵。

陆懋修对于疫病的认识是很深刻的，其特点归纳起来有二：一则重视五运六气与疫病的关系；二则强调疫有温疫、寒疫，二者不偏废。这两点有如下启示：在疫病的诊治过程中，一定要结合大环境的运气详加辨证，才能更好地发挥中医药的巨大疗效；疫病以温疫多见，寒疫流行较少，后世医家积累的经验也极其有限，陆懋修举圣散子以备寒疫，有积极的意义。

（四）曲突徙薪——不谢方

曲突徙薪，是《汉书·霍光传》记载的一个有关救火的典故。曲突徙薪，防患于未然、消祸于无形者，往往为人所忽视。此即所谓"曲突徙薪亡恩泽，焦头烂额为上客"。陆懋修借此为喻，指出人们常以医能治大病为上，而不以医不使病大为能。自古医者治病往往如此。《鹖冠子·世贤第十六》载一则对话，很有深意。其云："王独不闻魏文侯之问扁鹊耶。曰：'子昆弟三人，其孰最善为医？'扁鹊曰：'长兄最善，中兄次之，扁鹊最为下。'魏文侯曰：'可得闻耶？'扁鹊曰：'长兄于病视神，未有形而除之，故名不出于家。中兄治病，其在毫毛，故名不出于闾。若扁鹊者，镵血脉，投毒药，副肌肤间，而名出闻于诸侯。'魏文侯曰：'善'。"

什么样的医生才是高明的医生？治病于未形之前，防微杜渐的医生才是高明的医生。然而，这样的医生其高明之处往往不为人所知，其声名往往不彰。陆懋修不以此为虑，他考虑防患于未然，不使病大，尽快治愈疾病，不求病家知恩图报。此即，其作《不谢方》一卷，立方三十为"不谢"的深意。

陆懋修"不谢方"为轻浅之病而立，立意"不使病大"，涉及风寒、风寒夹食、风寒夹痰、风寒夹湿、伤寒成温、冬温、春温、风温、湿温、风热、夏暑、秋燥、湿痰、燥痰、寒饮、结胸、痧疹、疟、痢、淋浊、失血、腰痛、耳聋、阳为阴遏、肝阳不升、女科调经、止带、胎前、产后、儿科病等三十病证。

1. 时气外感，因时气治宜

陆懋修首先对风寒、风热、伤寒成温、冬温、春温、风温、湿温、夏暑、秋燥等常见的时令病开具了处方。其根据时气特点，用药或温散，或凉散，或清透，或凉润，或表里双解等等，再根据兼夹证加减运用。兹举例如下：

（1）风寒（小伤风）

宜温散，可用防风、荆芥穗、紫苏叶、生姜之辈疏风散寒，以桔梗、枳壳调气之升降，炙甘草和中。忌早用寒凉。其夹食者，择温散之味，加健运脾胃、理气之药，如神曲、麦芽、莱菔子、鸡内金类；夹痰者，则宜防风、荆芥类祛风寒，寒水从热化即为痰，再治以温胆汤（半夏、陈皮、茯苓、炙甘草、枳实、竹茹）理气化痰，合三子养亲汤（苏子、莱菔子、白芥子）祛痰结；夹湿者，宜羌活、独活、防风温散风寒，苍术、厚朴、藿香、木香理气化湿于中，猪苓、茯苓、泽泻泻湿于下焦。

（2）风热（风温轻者）

宜凉散，取薄荷、桑叶、淡竹叶、山栀、连翘疏风清热，枳壳、桔梗调气，羌活、独活、柴胡、白芷、升麻、葛根等轻轻之品随证加减。

（3）风温

风温多发于春，凡目赤、颐肿、牙痛、喉痧为其微者。治以疏风清热如防风、薄荷、桑叶、桔梗，清热解毒如连翘、金银花、射干、马勃之类。

（4）伤寒成温

伤寒传入阳明即化热成温病，治宜葛根芩连汤（葛根、黄芩、黄连、甘草）清解阳明，以栀子豉汤（栀子、淡豆豉）清透温热之邪，合牛蒡子、连翘、丹皮、赤芍、枯梗清气分之热，共奏清透表里热邪之功。寒一化热，有三忌：一忌桂、麻辛温助热之味；二忌滋腻碍邪之品；三忌珠、黄、冰、麝等开窍之品虚其心气。

（5）冬温

冬月病热，其轻者宜用凉润之品，如玉竹、白薇，以赤芍、丹皮、桑白皮、知母、杏仁、桔梗清透里热。

（6）春温

春月病热，其轻者宜表里两解，柴胡、薄荷、桑叶、葛根疏散表热，黄芩、黄连、连翘、山栀、赤芍、丹皮清里热。

（7）湿温

多见于首夏、初秋，初起宜清、宜燥、宜渗，以白芷、苍术燥湿，薏仁、厚朴、川楝子行气和中，猪苓、赤苓、泽泻淡渗利湿。

（8）夏暑

暑热初起宜清暑、理气、化湿，青蒿、黄连清暑热，香薷、苏叶、扁豆衣、宣木瓜、厚朴化湿和中，赤苓、泽泻淡渗利湿。

（9）秋燥

秋燥之初起在肺卫，多咳逆证。治宜辛凉甘润，如薄荷、桑叶、川贝母、牛蒡子、瓜蒌、桔梗、甘草。

2. 痰饮为病，兼治标本

陆懋修以理脾、理气为治痰之本，再以祛痰为治标之法。病寒饮者，以温药和之；病燥痰者，治以润肺；痰饮结胸者，理气和胃解结，开通上下。

（1）湿痰

痰在脾为湿，治脾宜燥，半夏、陈皮、茯苓、枳壳、竹茹、莱菔子、白芥子、厚朴、苏梗、藿梗，甚或砂仁、豆蔻温燥之品。

（2）燥痰

痰在肺为燥，治肺宜润，选用润燥化痰之品如杏仁、知母、贝母、紫苑、款冬花、枇杷叶、栝楼根、冬瓜子；旋覆花、橘红理气消痰。

（3）寒饮

法宜温中，二陈汤（半夏、陈皮、茯苓、甘草）、白术健脾化痰，枳实理气，干姜、附子温化寒饮。

（4）结胸

治不外和胃解结，开通上下，二陈汤、瓜蒌实化痰解结，枳实、厚朴理气、开通上下，黄芩、黄连、干姜，清温并用以和胃。寒实结胸去寒凉之芩连，加薤白温中通阳、下气散结；水结胸则需要加附子温阳。

3. 痧疹之治，升散清凉合法

痧之原出于肺，疹之原出于胃。治痧治肺以升达为主，佐以清凉；治疹宜治胃以清凉为主，少佐以升达。痧、疹，虽属两证，其初起可异病同治，宜升散清凉合用，升散、清凉之比重可根据证候特点权衡而定。陆懋修选用升麻、葛根、柴胡轻浮上行之品以升散发表，解毒透痧疹；黄芩、金银花、连翘、牛蒡子、山栀、生甘草轻扬清凉之品轻宣热邪，赤芍、玄参清透血分热邪，抑或可加僵蚕、蝉蜕、西河柳等增强透疹、解毒的作用。《不谢方》曰："二证升散清凉宜合用之，不可偏废。甚者须用石膏。切忌犀角、升麻、葛根、柴胡、黄芩、赤芍、玄参、金银花、连翘、牛蒡子、生山栀、生草，或加僵蚕、蝉蜕、西河柳。"

4. 少阳耳聋，重疏肝清胆和胃

耳聋发病，其病之初多在于肝胆失于疏泄，郁而化火、生痰，痰热循经上扰清窍所致。陆懋修立方重在疏肝、清胆、和胃，以柴胡、赤芍、川芎理肝，黄芩清热，温胆汤清胆和胃化痰。诸药合方，不但可以和解少阳，更有清肃循经上扰之痰热的功效。其证风热偏重者，可加牛蒡子；湿热偏重者，加苍术。其总结谓："此证每属少阳，而疟后尤多。其为肾虚之宜磁朱丸者，不在此例。耳鸣亦然。柴胡、川芎、黄芩、赤芍、半夏、陈皮、厚朴、枳壳、竹茹、茯苓、炙草。风热加牛蒡，湿热加苍术。"

5. 阳为阴遏，治宜升阳散火

陆懋修认为，阳气为阴寒所抑，其治法贵在升阳散火，以达火郁。正如《素问·六元正纪大论》所说"火郁发之"。陆懋修法东垣升阳散火法，用升麻、柴胡、羌活、独活等升阳风药升发脾胃阳气，青皮伍柴胡升发少阳春生之气，则诸阳皆升；与此同时，更以黄芩、半夏辛开苦降以散火，合陈皮、茯苓、白术、甘草健脾除湿和中。其集升阳、散火、升发少阳、和脾胃于一方，其立法十分精当，是一首难得的好方。陆懋修谓："此证阳气为阴寒所抑，非阳之虚，乃阳之郁也。故贵升阳散火，以达火郁。与宜补之阳相反。升麻、柴胡、羌活、独活、黄芩、半夏、陈皮、青皮、白术、白茯苓、生炙甘草，涉虚者补中益气汤。"

6. 肝阳不升，治宜升畅条达

陆懋修认为，木火宜升畅，其条达则无病。肝阳不升，是肝郁不伸，治宜畅达。亦即《素问·六元正纪大论》所说"木郁达之"。陆懋修的畅肝法，从两个方面着手：一以柴胡、川楝子、木香、香附等畅达肝气，一以赤芍、当归、川芎、郁金、丹皮等调达肝血。此外，有火者加羚羊角，达郁加越鞠丸、逍遥丸之属。陆懋修曰："木火宜升畅，遂条达则无病。俗有所谓肝阳升者，其实肝郁不伸故宜畅达。"

7. 女科立方，治重理气调血

陆懋修对于女科调经、止带、胎前、产后的立方颇有见地。其于调经，重理气活血；止带，以通为止；胎前取安胎圣药芩、术为主药；临产不外开骨散，产后不外生化汤。并认为治妇人胎前产后诸疾，更可主以佛手散一法。

（1）调经

女科月经不调，不外经水先期、经水后期、先后无定期及痛经等证。陆懋修在《世补斋医书·文·卷八·妇科经带论》中指出，经水先期者，多为水中火旺；经水后期者，多为火旺水亏；先后无定期者，则多为水火不调；经欲行而先作痛者，为水火交战之象。能治火乃能治水，能治水乃能调经。然而，月经病多因气血失和所致，是以病之初以调气、行血为主。《不谢方》"女科调经"指出："经阻之甚者，须用桃仁、红花。其作痛经者，须蒲黄、灵脂。有带宜先治带，川芎、柴胡、当归身尾、赤白芍、丹皮、香附、延胡索、石决明、郁金、泽兰叶，寒加炮姜炭。"

（2）止带

陆懋修认为，经本是水，带亦是水，妇人水病往往多见于带下。且湿热流行带脉之间者为多见，其治则以通为用，宜于利水，宜于逐湿清热；其有寒湿者，则宜加炮姜、附子。陆懋修曰："止者，以通为止也。甚者须苍术、厚朴。有寒宜炮姜、附子，并须茵陈。此证寒湿、湿热皆有之。茵陈蒿、黄柏、黑山栀、赤芍、丹皮、牛膝、车前、猪苓、茯苓、泽泻，或加二、三妙丸。"

（3）胎前

胎前以保胎为重，临产则以开骨为要。陆懋修立理气和血安胎之法，取黄芩、白术安胎圣药，砂仁、苏梗理气安胎，当归身、赤白芍、丹皮和血安胎。其方药性平和，无活血动胎之虞，亦无滋补碍产之弊。其论曰："芩、术为安胎圣药。凡痤夏诸方，皆可移治恶阻。其保产无忧散亦必用之药。不见虚证，切忌滋补。黄芩、白术、砂仁、苏梗、当归身、赤白芍、丹皮、炙草，气滞之甚少加羌活、厚朴、枳壳。"

（4）产后

对于产后病，陆懋修推崇傅青主之生化汤。指出："临产不外开骨散，产后不外生化汤。皆主佛手散一法。并须连服，方效若见。他病须照病治。川芎、当归、炮姜炭、单桃仁、炙草，瘀阻加蒲黄、延胡索，甚者加五灵脂。"产后以去瘀生新为要，陆懋修方中芎、归二物相合为佛手散，是女科要药；方中炮姜少佐，借以为行气之用，助芎、归、桃仁以逐瘀生新，而用甘草补之。诸方合用，以调和气血为本，寒固可消，热亦可去。

8. 儿科立方，治以消导为主

小儿病多因饮食不节，因此治疗小儿病主以消导。消导方以神曲、焦谷、麦芽、半夏、陈皮、藿香、木香、枳壳、山药、炙甘草为主，和中加姜、枣，热加黄连，寒加干姜，有虫则加使君子、木榧子。对于儿科比较常见的小儿急慢惊风，陆懋修指出：急惊风，为热极风生；慢惊风者，为寒、为虚。在治疗上，"凡急惊用清法，慢惊用温法"。在"小儿惊风说"一论中指出："陈飞霞之沆瀣一气汤正是急惊时之良剂。若庄在田之逐寒荡惊汤，是欲救其病于已成惊之后。余之为是言也，更欲却其病于未成惊之先。"陆懋修提要钩玄，曰："儿病都从食上起，故以消导为主。凡急惊用清法，慢惊用温法。并忌冰、麝香、蛇、蝎、珠、黄、金石及滋补药。"

除以上所列举的几个方面之外，陆懋修还出列了疟、痢、淋浊、失血、腰痛等病证的处方。分析其方，也多有精义。如：疟初起宜散邪为先，治痢着眼于湿、热、食积三者，淋浊以清热、利湿、通淋为治，失血之证初起不废理气达郁活血、清热降火之法等等。

陆懋修三十方均不载分量，但约略言之：凡方中荆、防、陈、半之属通用钱半不注外，其他可用三钱者，如苏叶、连翘、山栀、神曲、楂炭、茯苓、猪苓、泽泻、淡豆豉、杏仁、薏仁、川楝子、车前子、扁豆衣、木瓜、贝母、海蛤壳、海浮石、香附、大黄、海金沙、滑石、归身、延胡索、石决明、桃仁、山药、使君子、木榧子、六一散、青麟丸、越鞠丸、逍遥丸、二妙丸、三妙丸。

钱半之药，有时用至三钱，退至一钱者。三钱之药，也有可用至五钱、一两者。其他用三五七分，多至钱许。如甘草、薄荷、葶苈、黄连、柴胡、川芎、香薷、青黛、马勃、砂仁、豆蔻、干姜、附子、丁香、吴茱萸、草果仁、益智仁、升麻、僵蚕、蝉蜕、桂枝、参三七、犀角、红花、炮姜炭。钱许之药，用以为君，也有升至钱半者。此外如生姜一片、葱白头二个、鸡内金一具、竹沥一杯、黑枣二枚，则大小且无定。

陆懋修指出："医家用药，随证重轻临时酌量，岂有一定如上云云？不过使病家略有端倪耳"。可见其临证用药之灵活。

总之，陆懋修"不谢方"以"不使病大"为出发点，立三十方，归纳其特点有三：从病证初起之所因及其发展规律入手，详加辨证，在疾病加重之前将其消弭于无形，此其一；其方配伍精当，注意宜忌，此其二；其三，立方不载分量，意在本于实际，使医家随证重轻临时酌量。其方不但丰富了中医方剂的内容，其以治未病为能，预先消疾病于萌芽的立意亦值得我们去学习和发扬。

（五）其他

1. 注解《内经》难字音义

《内经》是中医学的经典著作，正如王冰所说"其文简，其意博，其理奥，其趣深"。加之年代久远，语言文字不断地变迁，更带来一定的困难。陆懋修在《〈内经〉难字音义·略例》中说："杜诗，读书难字过，即渊明不求甚解之意。其借书卷适情遣兴者，固无不可。若医家言，则一字一病，一字一治法。学者每苦《内经》有难字，置而弗读，则所失多矣。故摘其字之难者释之，其有字本非难而音义别者亦释之。"表明了陆懋修校注《内经》难字音义的良苦用心。

就对《内经》的训诂研究来说，主要有两种形式：一是以注释为主，而旁涉词义读音、句读、校勘等内容；一是以解释、注音、校勘《内经》的疑难字词为表现形式。自隋代全元起始，注家辈出。这些注本，以理论注解为主，在注解原文过程中也会涉及一些关键文字的考证、正音、释义。

但是，在清代以前，一直没有专门的著作对《内经》的字、词进行系统的研究整理。清代小学兴起，文字、音韵、训诂等成为专门学问。在这一背景下，对古医籍的训诂随之兴起。对于《内经》字义的训解，与陆懋修同时代的还有胡澍《素问校义》、俞樾《内经辨言》以及孙诒让的《札迻·素问》。其中，不乏精审的训诂和校勘。相较而言，陆懋修的《〈内经〉难字音义》并无太多精义，但其通解《素问》《灵枢》难字，是其他校注书目所不能不及的。

（1）通注《内经》难字

陆懋修先业儒后学医，具有一定的文字、音韵、训诂学功底。其钻研医经，精通小学，感于古训字字珠玑而又诘屈难读，又不满足于前代医家注释《灵枢》《素问》将古字改从今字的现象，于是撰《〈内经〉难字音义》一卷，对《内经》中"字之难者"以及"字本非难而音义别者"予以正音、释义。其字已见于《灵枢》者，则于《素问》不再出字；已见于前篇者，后篇不再出；若其前后两篇音义各别者，则分别出注。

综观其全书，内容涉及《灵枢》60篇，《素问》54篇，附"《灵枢》略"《素问遗篇》2篇，计420余个字、词（包括少数短语）。陆懋修在"略例"中言："《灵枢》有宋时史崧《音释》太简。《素问》有林校、王注，其所音释亦略。今合两经并释之，而加详焉。"

（2）广引古注以证音义

文字的含义，会因语境不同而具有不同的含义，也会随着时代变迁而变迁，更有异体、通假甚或讹误等情况。为得到正确、可信的解释，往往需要博引文献。

陆懋修广引《说文解字》《尔雅》《广韵》《一切经音义》《释名》等相关成果，并引用相关史书、经书、医书的内容以证字义及相互印证，并加注明确其在《内经》原文中的释义。择其精义者，举例如下：

①《灵枢·邪气脏腑病形第四》"消瘅"的音义

对瘅，二音（dān、dǎn），二义（湿热病、黄病）微细的差别予以了辨析。瘅，都寒切。《尔雅·释诂》：瘅，劳也。《史记·仓公列传》：风瘅客脬。《索隐》：瘅，病也。《素问·脉要精微论》：瘅成为消中。注：瘅，谓湿热病也。又得案切。亦作"疸"。《汉书·严助传》：南方暑湿，近夏瘅热。注：瘅，黄病。《山海经·西山经》：翼望之山有兽，名曰谨，服之已瘅。注：黄瘅病也。义微别。

②对《灵枢·逆顺肥瘦第三十八》"法式捡押"的注解

陆懋修引《汉书·黄霸传》：郡事皆以义法令捡式。注：捡，局也。《扬子法言》：蠢迪检押。注：检押，犹隐括也。《后汉书·仲长统传》昌言法诫篇：是妇女之检押。注：检押，犹规矩也。

③对《素问·生气通天论》"足生大丁"的注解

丁，本作'疔'。《集韵》：疔，当经切。音，丁。病创也。按：足生大丁，谓高梁厚味足以致疔毒之大。王注谓：丁生于足。林校谓：饶生大丁。皆失之。

④《素问·生气通天论》"魄汗"释义

陆懋修引《灵枢·本神》《素问·宣明五气论》《素问·六节藏象论》"并精而出入者，谓之魄""肺藏魄""肺者，气之本，魄之处也。其华在毛，其充在皮"，解释说"汗出皮毛故曰魄汗"。

⑤对《素问·气厥论》"柔痓"注解

陆懋修指出：痓，《说文》无此字。《广雅·释诂》：痓，恶也。王注：痓，强而不举。按本经《厥论》：痓，治主病者。林校据全元起本，痓作痉。《说文》：痉，强急也。痓但训恶，无强意，当定为痉字之讹。陆懋修以痉变为痓，为形之误，其说为是。

述评：王颂蔚在《〈内经〉难字音义·弁言》中说："陆丈九芝，窥钻医学，愍俗医不明古训，诘屈难读，束阁不观，甚者又窜易篇第，损改旧文，使轩岐古书，瘢额遍体，二千年来，几至坠断，因钻成《内经难字音义》

一卷，梳理于形声通假之故，塙有会心。如《素问·四气调神大论》肾气独沉，据《周礼·壶涿氏》先郑注，谓'独''浊'古通。"平人气象论"前曲后倨，据《汉书·郅都传》注，谓'居'与'倨'同。"刺腰痛论"至头几几然，据《说文》言几读若殊。《痿论》主闰宗筋，据徐楚金《系传》，闰之言捆，谓闰当作烦捆解。凡此诸条，皆极审谛，非王冰旧释所能及。"钱超尘先生指出："王氏《弁言》虽不无溢美之词，但此书汇集《灵枢》《素问》四百个字词（其中亦有少数句子），引用大量书证以证明发挥《内经》有关字或词的读音、意义，对于研读《内经》，亦为一助。"除此之外，钱超尘先生十分客观地指出："综览《内经音义》全书，无甚发明，所解亦不尽为难字，且双音词、词组与字杂出，体例亦不严谨。间有少数可采者。"的确，且不论王冰、杨上善等医家的校注，仅就与其同时代的胡澍、俞樾、孙诒让比较而言，陆懋修《〈内经〉难字音义》除了字词条目以多取胜外，精义确实略显不足。尽管如此，陆懋修对一些字、词的注音、注解，对正确理解《内经》原文还是很有帮助的。

2. 针砭时弊，评点医家

在《世补斋医书·文十六卷》，有多篇评论性的文章，有对时弊、庸医、假药的批评，堪为警世之言，亦是救世之良药；有对医家与著作关系的揣测，有对某些医家及其学术观点的评论。其评论言语犀利，有中肯可采之处，但亦有武断偏执之见。因此，需要以客观的态度对待其评论。

（1）针砭时弊

①防其说

陆懋修引《续苏谈》之所论，从病家的推波助澜，到医家的投其所好，对当时"防其之医"的不良之风进行了揭露。其在"《续苏谈》'防其说'"一文中，慨叹说："甚矣哉，医道之坏也！人谓坏自医家，吾谓坏自病家。人谓当责医家，吾谓当责病家。盖医有不得不然之势焉，实病家迫之使然也。一或不然，则必见拒于病家。即不能苟容于同列，即如天下设防之举，盖惟恐其如此。而欲其不如此，故贵乎有是防。而使防其如此者，必不如此耳。从未有防其东而东，防其西而西，防其来者自来，防其去者竟去，而曰吾以是为防也，则弗如其无防矣。往，闻吾苏于嘉道年间有所谓防其之医，而窃有异焉。"

其引《续苏谈》记嘉道间事一则，曰："假如人得寒热病，一二三日尚未遽命医也。至四五日而不能不药矣。医来病家，先以一虚字箝其口，若惟恐其不以为虚者，药用大豆卷、淡豆豉，防其留恋增重也。此数日间绝不用些微辛散，防其虚也，不如是不合病家意。五六日用生地、用石斛，立案书防其昏谵。不如是，而欲以苦寒者去病，病家不乐闻也。越日而昏沉谵妄矣。六七日用犀角、羚羊角，案则书曰：防其肝风动，防其热入心包。不如是，而欲以攻下者去病，病家所大畏也。逾时而妄言妄见，手肢掣动，如是者谓之一候。一候既过，病势已成，然后珠黄散、苏合香丸及至宝丹、紫雪丹贵重之物，于焉毕集。病则舌强言謇，目先散乱，囊缩遗尿，乎足厥冷，种种恶候，相随而至。于是他无可防，而独防其脱矣。此等病状皆在七日以外，十三四日之内。病家一味防虚，十分忙乱，亲友满堂，或说阳宅不吉，或疑阴宅有凶，或则召巫，或则保福，一面按日开方，所防皆验。甲乃拉乙，乙仍拉甲，甲乙复拉丙丁，方人人同防，亦人人同病。至此即有真医，安能将真方真药，希图挽救于不可必得之数，而适陷坎中？亦惟有与时俯仰而已。是亦病家迫之而使之……然而病家之愚，且有牢不可破者。其明日必至之状，皆其昨日预防所及，一若此病本有是天然之节奏者，病家皆耳熟焉。而不知病本可以不若是也。薛鹤山曰：病家不咎其手法之疏，转赞其眼力之高。徐洄溪曰：病家方服其眼力之高，不知即死于其所用之药。然则康乾中已如此，且不起于嘉道之年？幸其后有任斯道之君子出而维持之，此风得少息矣。"（《世补斋医书·文·卷

十二·〈续苏谈〉'防其说'》）

医先以一"虚"字告病家，正合吴下之人多自认为虚，喜轻清平和之药的喜好。进而按日开方，"防其留恋增重""防其虚""防其昏谵""防其肝风动，防其热入心包""防其脱"步步为营，却致疾病流连不去步步深入。这样就形成了一种奇怪的现象———一面按日开方，而所防皆验。某些医家因水平所限，对于这种情况，只能被动的听之任之，难有作为。病家也不以这种"防其东而东，防其西而西，防其来者自来，防其去者竟去"的现象为怪，认为这正是病之天然节奏，医家能预知，是眼力高强，有先见之明。陆懋修继续引《续苏谈》曰："人于其时病经三四日，延过一二人。越日更医，到即问病几日矣？延几人矣？即知豆豉、石斛辈皆用过矣。及其更医者，再问亦如前。而告以病也何如，虚也何如，即知犀角辈亦皆用过。而病所未剧者，口尚能言，则知珠粉、牛黄尚未用也。于是一用牛黄而口遂噤，一用珠粉而并不能狂。药之诸恶物全，病之诸恶候亦全。所剩者生脉散去五味、复脉汤去姜、桂，悉照叶派开方，防其虚脱。病家更无他望。如是者，群相告曰：时邪好手。此岂医所愿哉？亦迫于不得已耳。

《续苏谈》又曰：病以七日为一候，十四日为两候。药而如此，则以一候愈。药而如彼，则以两候死。试将死于两候与愈于一候者比，当其在一候之前，病不大相悬也。而一则用药如彼，一则用药如此，截然不同，不可相形而见乎？然凡愈于一候之人，必不知病机病势，与延至两候而死者，当其在一候时大略相同。而其渐渐不同者，每在一候以外。况一候而其人既愈也，亦断不知不用此药。则一候外之病机病势，即此愈于一候者。如其不愈，亦皆得而有之。故虽一室两榻，一愈一死，亦不过日一人甚虚故死，一人不甚虚故愈。至于用药之绝不相同，则一室之亲人，满堂之戚友竟无人一问及之者。所愿此后之病家，察其死于两候间者，一路用何等药。察其愈于一候间者，一路用何等药。勿认作一候之病轻故愈，两候之病重故死也。其所由死，只死于一虚字箝医之口，迫之而使出于一途，互相迁就，此其权实在病家，不在医家。使病家而肯不以实作虚也，则医自能于病实处曲折求之，而何必以一虚字了之哉。余故曰：所以成此一道同风者，毋徒责医为也。"（《世补斋医书·文·卷十二·〈续苏谈〉防其说》）

医家因循疾病"不得不然之势"，按图索骥，亦步亦趋地随着温病的传变用药，被认作时邪好手；而及时截断、扭转病势，一候之内愈疾者，却被病家视作病轻。而实际上确有这样一种情况：一候之内病证大略相同，一则用药如彼——截断病势，一则用药如此——步步设防，在一候以外而截然不同，有成功扭转病势一候而愈者，有延至二候而死者。可见，一愈一死，确非病情轻、重这么简单。然而，病家之见识如此，医家何为？投其所好者渐多。陆懋修慨然谓曰："医道之坏也！人谓坏自医家，吾谓坏自病家。人谓当责医家，吾谓当责病家。盖医有不得不然之势焉，实病家迫之使然也。"

另外，陆懋修在"脉有力无力说"中载有一案，也深刻地描绘出了时医"防其病"之弊。其云："里门某姓一独子，年才冠，新婚病伤寒中之温证，表热不退，里热已成。阳明之脉浮大而促，葛根芩连证也。热再盛，则白虎、承气证也。医执病在上焦、不在中焦之见，用辛凉轻剂，药不及病。越日更医，方且防其劫津，用滋润之玄参、麦、地，谓是养阴退阳。或又防其昏厥，用疡科之脑、麝、珠、黄，谓是清宫增液，药不中病，病不待也。未已大医来，诊其脉。出语人曰：迟矣，迟矣，脉无力，而重按全无，明日即防脱矣。尚作何等病观耶？病家习闻夹阴之说，病适留恋增重，悉如所言。意本以虚为疑，乃大叹服。参、芪并进，手写熟地炭、生地炭，口中则议投姜、附。临行诵盲左之言曰：虽鞭之长，不及马腹。而

明日果然。"(《世补斋医书·文·卷十二·脉有力无力说》)

温热之病，表热不退、里热已成，脉浮大而促者，是热邪既盛，当辛凉重剂为用；热极盛者，则辛寒泄热，甚则苦寒泻下，如此则可撤热祛邪。若偏执病之初处在上焦，用药过于轻清，则往往药不任病，热邪深陷入里。是而落入步步为防的窠臼，用滋润防其劫津、清宫增液防其昏厥，及至防脱而脱。陆懋修力纠其弊，主张适时应用《伤寒论》的葛根芩连汤、栀子豉汤、白虎汤、承气汤等方截断扭转病势，其立意"防其病"之医难以企及。

总之，不以临床实际情况为据，固守卫气营血、三焦传变规律，初则用药轻淡，继则滋阴滥用，后又常以补虚为务，致疾病缠绵难愈。这种步步为营，却步步失陷，疾病步步深入的情况，绝非"病本有是天然之节奏"。"病家不咎其手法之疏，转赞其眼力之高"，使这种"防病"治法蔚然成风。陆懋修痛心疾呼，对揭露、扭转时弊起到了积极的影响。

②论过桥麻黄

吴下之地，病家多自以为体质薄弱，畏惧麻黄峻汗发表。医者为了不使病家有所疑惧，遂用麻黄浸豆发芽而成豆卷。凡遇伤寒需用麻黄发汗解表时，即予以此豆卷代替，即后世所谓"过桥麻黄"之所源出。其用出之于明末清初医家马元仪之手。陆懋修在《世补斋医书·文·卷十二·论过桥麻黄》一文中，述曰："吾苏有所谓过桥麻黄者，于淡豆豉之旁，书麻黄三分同捣，云是避重就轻之法。往者，吾苏老医马元仪以方书麻黄，每为病家疑惧。维时病家恒向医家取药，故元仪得预用麻黄汤浸豆发芽，凡遇伤寒无汗应用麻黄者，即以汤浸之豆卷界之。殆其后则取药于肆，更无麻黄汤浸之豆卷矣。豆卷治湿痹证，仅一见于《金匮》薯蓣汤，入之气血并补方中，用以宣肾。初不闻其发表也。若豆卷而能发表，则以黄豆芽作盘中飧者，不且一顿饭而汗出如浴乎？或又曰：惟其豆卷未必发表，所以改用豆豉。又因江西豆豉虽称麻黄蒸窨，正恐未必果然，所以再用麻黄同捣，书于其旁，使人不觉，亦犹是元仪之意，而美其名曰过桥。过桥者，吴门市上有过桥面，方名即仿乎此。夫麻黄为一方君药，而君药之麻黄本不过三分之数。即依仲景之法，亦不过七分而止。岂一经旁写，便不是君药乎？遇无汗之伤寒，则不论正写旁写，皆为对证。若有汗之中风，汗多之温热，则麻黄正在禁例，不因旁写而减成也。药虽旁写，下咽则同。今之用麻黄于应用葛根时，本与元仪之治伤寒无汗者相反，岂在过桥不过桥哉！奇在病家，果以旁写之故，更不问病之可发汗不可发汗，直认作过桥面而大啖之也。葛根之不敢用，而独敢用麻黄耶？"

略早于陆懋修的医家陆以湉，在《冷庐医话》中也提到："吴人畏服重药，马元仪预用麻黄浸豆发蘖，凡遇应用麻黄者，方书大黄豆卷，俾病家无所疑惧。"可见，马氏之用麻黄浸豆卷是顾及病家畏惧心理的变通之举，是不得已而为之。然而，若病家若取药于肆，没有经麻黄浸泡的豆卷并无解表发汗之功。于是，有医家易豆卷为豆豉。当时医者又因江西豆豉本就由麻黄蒸制，又恐药力不逮，遂再用麻黄同捣，亦是取马元仪之意，而美其名曰"过桥麻黄"。可见，所谓"过桥麻黄"即用麻黄捣淡豆豉抑或麻黄浸豆卷代替发汗峻药麻黄。

"过桥麻黄"虽说是避重就轻之法，实际功效已远不及麻黄之用。即便如此，也应当辨证为用。因为豆豉味辛，性偏凉，多作辛凉解表药用，经与麻黄同制转为辛温，具有和麻黄相似的发汗解表之功，适用于无汗之伤寒。然而，在临床实际运用中，有些医家、病家不问病之可发汗、不可发汗，以其"过桥""旁写"而忽视麻黄的发汗作用，见表证即用之，则为一时之误。

③论假石膏

假石膏的出现与过桥麻黄一样，也是因病家畏用，医家变通与其他药物一起炮制而得，即陆懋修所说的"以不足发表之豆豉与滋腻阴寒之生地，二味同捣，名曰黑膏。即于二味外，再加石斛一味，其意盖因豆豉之与生地本有膏名，而石斛又有一石字在上，遂美其名曰假石膏。"据陆懋修所言，其时"明知此时之当用石膏矣，奈病家畏真而喜假，于是乎假石膏行，而真石膏遂废"。

假石膏，以豆豉发散代其辛，滋腻寒凉之生地养阴、石斛清胃热代其甘寒，三者合用在一定程度上具有石膏的部分功效，但不能替代石膏集辛、甘淡、寒之性于一身所具备的散热、清热、泄热之功效。同时，陆懋修也指出，假石膏也不是不可用。如热病，热退身凉、神清脉静，而津亏液伤、元阴未复时，可做善后调养之用。与此同时，陆懋修也指出了因病家而起的另一弊病，即认为苦寒伐胃，甘寒益肾，喜甘寒而恶苦寒之药。然而，热邪在胃，正赖苦寒伐胃者除胃热。其更引《素问》"肾欲坚，急食苦以坚之"、"水位之主……其补以苦"、"少阴之主，先甘后咸"、"少阴之客……以甘泻之"。可见，甘补苦泻不可拘泥，且甘寒、苦寒的选择，更不当附和病家的喜好，而是当以病之所宜为用。

④论黑膏不全方

黑膏为凉血之剂，主治温毒发斑。陆懋修在《世补斋医书·文·卷十二·论黑膏不全方》指出："黑膏之始，共为五物。以猪肤与生地、豆豉同捣，载在《外台秘要》，以治阳毒发斑者也。夫病至发斑而为阳毒，则津枯液涸，阴无以化。毒炽而斑不消，危殆已极。故必君猪肤、生地汁，以滋阴而润肤。臣豆豉蒸发而达邪，佐雄黄、麝香消斑而解毒。"实际上，在《外台秘要》之前葛洪的《肘后备急方》中已载黑膏方，用生地黄八两，豆豉一升，猪脂二斤。水煎去滓，加雄黄、麝香如大豆者，搅和顿服。治温毒发斑，热入营血。可见黑膏原方药物确有五味，即猪肤、生地、豆豉、雄黄、麝香。

至后世，有以生地、豆豉为黑膏者，用于温病初起。至于黑膏方发生的转变，陆懋修认为"乃因《医宗必读》正书豆豉二物，而以猪肤三物列入制度中，低一格书之，人遂但见正书之二物，不见并列之三物，仍名之曰黑膏"。陆懋修认为，黑膏原方以猪肤、生地为君，主要用于温热末期阳毒发斑，医家去君药猪肤及佐药麝香、雄黄后，用于温病初起，与原方之意差别甚大；且黑膏之名皆因猪肤而得，去猪肤而仍谓之黑膏就更有些不妥了。陆懋修曰："今乃用之于病初起时，此时发表清里，为法正多，病亦未甚危笃。其去阳毒发斑，安危远甚，亦何取于此义而为之乎？"其说不无道理。

（2）评点医家

①评王叔和与"序例"及"平脉法""辨脉法"

"伤寒例"多为仲景之言。明代以前医家在引用《伤寒例》内容时，或冠以仲景云或冠以叔和曰。至明代方有执认为"伤寒例"为王叔和所作，而重新删订《伤寒论》，成为错简重订派。至清代喻嘉言，极力推崇方氏之说，更极力攻击王叔和。对此，陆懋修持不同观点，在《世补斋医书·文·卷九·论叔和序例及平脉法、辨脉法》指出："《序例》中言，本多仲景之言"，其遵从《素问·热论》，正合仲景在序言中所说的"撰用《素问》"之义。又认为孙思邈《千金要方》、王焘《外台秘要》、巢元方《诸病源候论》以及陈延之《小品方》皆可为佐证。

"平脉法""辨脉法"为王叔和所自言。对于"平脉法""辨脉法"，陆懋修指出："叔和则于《序例》之外，更有平脉法、辨脉法之作，绝不类仲景语。此则并诸'可'与'不可'篇，皆叔和所重集，为叔和所自言。"至于仲景序言所说"并平脉辨证，为《伤寒杂病论》合十六卷"，可理解为"平其脉，辨其证，以成此十六卷之论。非论外别有平脉、辨证两篇"。

对伤寒辨脉法、平脉法、伤寒例是仲景《伤寒论》原文，还是王叔和整理《伤寒论》时所加，一直很有争议。陆懋修的观点，也只是其中一种推测，可资参考。

②评喻嘉言"温证三篇"

陆懋修在《世补斋医书·文·卷九·论喻嘉言温证三篇》评价喻嘉言，称："喻氏《医门法律》颇为后学可读之书。即'疫论'亦称高绝。"至于喻嘉言所立"温证三篇"，陆懋修提出了不少异议，对于喻氏温病用温药更是大加指责，称其为"始作俑者"。

喻嘉言认为温病与伤寒迥异，而仲景《伤寒论》详于治伤寒，而略于治温病。而喻嘉言所在时期，正是温病多发时期。喻氏认识到温病的重要性，于是以《内经》《伤寒论》伏气温病理论为基础，在《尚论后篇》卷一列温症上、中、下三篇，说对温病的因、机、证、治、方等进行了探讨，将温病与伤寒区分，为温病学说的发展奠定了一定的基础。

陆懋修力倡阳明病为温病之薮，认为温病即阳明病，治温病法不出《伤寒论》之外，主张用伤寒寒凉方治温病。**陆懋修与喻嘉言，在用《伤寒论》寒凉方治温病上没有分歧。**二者的分歧在于陆懋修倾向于以伤寒概温病，温病治法是属伤寒治法；而喻嘉言倾向于温病独立于伤寒，温病治法亦与伤寒治法有所不同。

其中，喻嘉言对于"冬不藏精，春必病温"之虚证，认为是由于邪伏少阴所致。其治疗应"始先用药深入肾中，领邪外出"，则"在里之邪欲其尽透于表，则非专经之药不可，故取附子、细辛以匡麻黄，为温经散邪"。对于喻氏"邪伏少阴"之说，及其仿仲景治少阴用麻黄附子细辛汤、麻黄附子甘草汤等温药透邪之法，陆懋修则予以否定。然而，喻氏之论，并非空谈，其理可明，有案可证。临床上，有不少温热病病重阶段，会出现四肢逆冷、脉微欲绝、尿少等少阴证，可从其法。

③论黄元御及其著述

黄元御是清代医家，以知识渊博，著述之丰，加之其锐利笔锋而闻名。陆懋修以黄元御著撰宏丰，认为其确实称得上是医门大宗。陆懋修对黄氏于伤寒"阳盛入腑，阴胜入脏"、杂病"木火宜升，金水宜将"的学术观点颇为认可，称其"高出于不知阴阳、不识升降者之上"。与此同时，陆懋修对于与其不合的学术观点则予以否定。其举例如下：

a.浮萍升散之用

黄元御在《四圣悬枢》中选用浮萍为主药，自制数方，治疗温病卫闭而营郁。黄氏认为，可借浮萍之性，开泄卫气之闭，营热之郁，使邪从外解。陆懋修认为其方之用不在于浮萍，更在于方中葛根、石膏、大黄之类，黄氏突出浮萍一味，有沽名钓誉之嫌。此外，黄元御治温病，夏月常以浮萍代麻黄，陆懋修不以为然。

b.分证列方，自定分量

陆懋修承继其外曾祖父王朴庄对伤寒方剂量的考证，认为伤寒方一两准其时七分六厘，一升准六勺七抄。据此，陆懋修认为，黄元御对"古今权量，全无考订"，其"分证列方，自定分量"的做法十分不妥，既不合仲景意，更不合黄氏自己本意，指出黄氏"意以为轻于汉代者已三分之二，亦知其重于汉代者且十倍而强"。在陆懋修看来，这些势必会影响仲景方的疗效。

c."阳贵阴贱"之说

"贵阳贱阴"之论是黄元御的基本学术观点，其思想贯穿于黄氏对人体、疾病病机证治以及养生延年等各个环节中。陆懋修对此观点颇有异议，认为阴阳贵贱不可一概而论，其关键在于病之所宜。病有阳虚而致阴盛者，贵扶阳以抑阴；病有以阴盛而致阳虚者，贵壮阳以配阴。此则宜于黄氏"贵阳贱阴之"法。反之，则不然。陆懋修更以《内经》《伤寒论》相关内容佐助其论，驳斥黄元御的观点。除此之外，陆懋修坚持老年人阴易亏而阳易强的观点，批评滥用温热药补阳之风，主张老年治法以养阴为主。

除以上所列举的例证之外，陆懋修对黄元御直改《内经》之字、论解阳明病、《四圣悬枢》之命名以及论先哲之是非等内容也予以批驳。对《四圣悬枢》六经之论、七方之制取用浮萍，认为是黄氏窃于《松峰说疫》。陆懋修认为黄氏堪为"一代之大医"，对其批评也是毫不客气，冠之以"呈其陋劣""自贻笑柄""僭妄"等词汇。陆懋修批评与自己观点不合的医家，往往言语刻薄，不留余地，这点与黄元御有几分相似。

④评温病学派及著述

清代陆懋修时，温病学说已经蓬勃发展、趋于成熟，"温病"已经成为独立于伤寒之外的一大学科。陆懋修厚古薄今的思想十分浓厚，对温病学说的兴起视而不见，固守"温病即阳明病，治温病法不出《伤寒论》之外"的观念，对温病学派诸多的著作和学术观点予以驳斥。

明清以降，温病学家辈出，如喻嘉言、叶天士、吴鞠通、薛雪、杨栗山、章虚谷等，对温病的因、机、证、治，均有所发明。陆懋修对这些创建并不欣赏，而是给予了批驳。例如：陆懋修对《温热论》"温邪上受，首先犯肺，逆传心包"的温病初起病机，予以否定，认为邪入阳明即是温病。对《临证指南医案》记载的临证经验，不顾临证实际情况，以己意妄加批驳。并臆断《温热论》《临证指南医案》均是托叶天士之语，非叶天士本意。至吴鞠通创三焦辨证，由上及下，由浅入深，与《伤寒论》六经辨证有"一纵一横之妙"。陆懋修以芩、连、膏、黄为治温病之要药，对三焦用药规律亦颇有微词。杨栗山用升降散，以僵蚕为君、蝉蜕为臣、姜黄为佐、大黄为使、米酒为引、生蜜为导，治疗温病表里三焦热证。陆懋修却偏执己见，认为"特将僵蚕、蝉蜕之不担重任者，加入芩、连、膏、黄方内，使人人看似杨氏新方，而不知不觉已暗将伤寒方愈人"。其复古思想之严重，可见一斑。

笔者认为，陆懋修对温病的偏颇之见，一方面与其偏执于《伤寒论》有关，另一方面与当时医学氛围和时弊相关。其时叶吴温病之学盛行，一些医家用药偏执一端，避仲景方不用，时弊叠出，陆懋修力倡伤寒方法存矫枉之意。

通过以上的论述可以看出，陆懋修的学术思想颇为丰富，其中不乏精华之论，可为学习和借鉴之用。其勇于创新、大胆质疑的治学精神，也是我们学习的典范。然而，陆懋修所论有一些偏执之见、泥古之言，是不可回避的事实。受此影响，章次公曾以"妄人"评价陆懋修，认为其"直以齿牙胜人，面究其实则枵然无物者"。其评虽有过贬之嫌，但也足以警示当代学者从中汲取教训，引以为戒。"海纳百川，有容乃大。"于医者自身，于中医学术而言，皆是。

陆懋修

临证经验

一、辨诸病诊治 🕊

（一）丹痧斑疹辨

陆懋修对丹痧、斑疹之名、因、证、治等进行辨析，指出丹、痧、斑、疹四者，丹与痧类，常合称丹痧，或称为痧；斑与疹类，合称斑疹，或称为疹。丹痧之病，痧轻丹重；斑疹之疾，疹轻斑重。痧、疹高出于皮肤而成点；丹、斑平出于皮肤而成片。

丹痧，其原出于肺，先有痧邪，而始发表热。其治在肺，以升达为主，而稍佐以寒凉，不可早用寒泻。斑疹，其原出于胃，因表热不解，已成里热，而蕴为疹邪。其治在胃，以清凉为主，而稍佐以升达。由此可知，升、清两法为丹痧、斑疹正治之法，其升以升麻、葛根、柴胡之属，清则以黄芩、栀子、桑叶、丹皮之类。及至表解，内蕴之邪方张，不可仍执清散之方，当以寒泻为法。其在《世补斋医书·文·卷七·丹痧斑疹论》论治痧疹之要。指出："痧于当主表散时，不可早用寒泻。疹于当主苦泄时，不可更从辛散。大旨升达主升、葛、柴之属。清凉主芩、栀、桑、丹之属。惟宗仲景葛根芩连一法，出入增减，则于此际之细微层折，皆能曲中而无差忒，此治痧疹之要道也。"

在临床上，医家治此证者，主辛散则禁寒泄，主寒泄则禁辛散，常两失之，不仅为痧与疹，而为丹为斑。其证除见痧、疹、丹、斑外，更有脘闷、发热之状。陆懋修论曰："四者之齐与不齐，以脘闷之解与未解为辨。有是四者，热必壮，四者之解与不解，以汗出之透与未透为辨。故当正治痧疹时，必兼行升清两法，表里交治，务使痧疹与汗并达。"同时，陆懋修也指出痧疹当发出之际，病人里热盛，每闷极不可耐，稍一辗转反侧，其点即隐，病邪反从内陷，是病情发展的关键时期，发汗透疹必得其法。若汗不如法，有二弊：一则汗方出时，毛孔尽开，新风易入；一则汗已大出，不可再汗。此时，不但痧疹立隐，且津液既泄，热必益炽，变端由之而起。

此外，陆懋修从表散、寒凉之机，对烂喉痧的证治提出了自己的看法，认为：初起须透达，即或宜兼清散，总以"散"字为重；表证未解，而里热已盛者，不可一味表散、妄戒寒凉，当适时加用寒凉药物清散里热；外闭之风寒已解，内蕴之邪火方张，则需寒泻以泄热。

（二）哕逆冷热辨

哕，气逆之为病。对于哕证，自《内经》以降，不少论著进行过讨论，但多歧义。陆懋修利用小学训解之法，广参相关论著，作"哕逆有冷热两种说"，从"哕"之本义，哕与呕、吐、噫、噎等证的鉴别及张仲景《伤寒论》所论，分证冷哕、热哕对其因、机、证、治进行了解析。

表 29　哕逆有冷热两种说

音义	于月切（yue），又音郁（yu）。气逆、有郁之义
正名	古之"哕"，非为呕吐，是指"打呃"，俗有谓"吃忒"，即今之呃逆（膈肌痉挛）
鉴别	吐直冲而出，物出无声；呕必作势而出，或声物兼出，或干呕声出无物、其声恶浊而若断；哕但有声而无物，其声短促而联属；咳逆嗽之有声，与嗽不相甚远，与哕大相悬绝；噫为饱食息、噎为塞喉皆与哕不同
病因	有胃风、胃火之哕，有因病致虚（包括极吐汗下）之哕。陆懋修曰：仲景时之哕，多得之极吐汗下，属冷者；今则每由失汗下得之，故属热者多
证治	①寒哕：谷入于胃，胃气上注于肺。寒气与谷气相乱，气并相逆而为寒哕，即冷呃。主以丁香柿蒂汤、生姜半夏汤、橘皮竹茹汤等辛热温中之剂。②热哕：胃中实热，气逆为呃，为热哕，亦即热呃。主以大、小承气汤
治法	本《内经》治哕之法：①以草刺鼻取嚏之法；②无息疾引之法；③大惊之法

（三）暑疟暑痢论

陆懋修认为，暑疟、暑痢之证，实证居多，虚证多由久病而成。其在《世补斋医书·文·卷七·暑疟、暑痢论》中指出："疟、痢之不治，多由于以实作虚。夫疟有虚疟，痢有虚痢，无不因乎病久而成。阴虚则宜补阴，阳虚则宜补阳，皆所以治疟、痢也。若夏秋之交，感受暑湿热之疟、痢，则是疟、痢之实者。而亦作虚治，即不然亦不敢作实治，则其疟其痢势必久而不除，终则果变为虚，或成疟母，或成休息痢。"

疟病之初，多热者宜凉散，多寒者宜温散。而又有无痰不作疟，必兼导痰。陆懋修更提出，疟不为汗衰，宜以柴胡取汗以和解少阳，挟暑则必用香薷。对此，张山雷有不同看法，认为疟"初起感凉较重，畏寒甚盛者，可稍柴胡以升发散寒，如其汗出甚多，则虽发作之时，寒热俱甚，柴胡即不可概施。发汗太甚，变幻必厉。"至于"挟暑必用香薷"之论，张山雷指出："香薷确能发汗，凡暑病畏寒无汗，薷固可用。若寒少热多而有汗，则亦在禁例。"张氏之论，可谓是对陆懋修疟论之补充和发展。

痢，古称滞下，滞而不下之故。陆懋修指出，凡里急腹痛后重，频并虚坐努责，数至圊而不能便，皆以滞而不下之故。其治之要：不可升提兜涩，不可滋腻温补。必用厚朴以泻满，枳实以导滞，槟榔以达下。重则需用生大黄。挟暑者兼用香薷饮、天水散诸方。

陆懋修概括疟、痢之治曰："疟无截法，以发为截；痢无止法，以通为止。发，正所以截之也。通，正所以止之也。欲截欲止者，不可误也。"

（四）喘壅喘脱辨

陆懋修本于《内经》气化理论，对喘壅与喘脱进行辨析。《世补斋医书·文·卷七·喘壅非即喘脱辨》曰："天位乎上，地位乎下，人生其间，一气所包举而已。人在气中，犹之鱼在水中。鱼不自知其在水，人亦不自知其在气。"此言人体之外的天地之气。陆懋修认为，天地自然之气，以风气为重，《内经》所谓"风气通于肝"，即生生不穷之气。人在气交之中，呼则气出，吸则气入，人体内之气与身外之气相为用。陆懋修以正气、病气来认识人体之气，指出："凡所谓阴气、阳气、卫气、营气、中气、宗气、水谷之气，皆就吾身之气之正者言之。凡所为热气、冷气、陷下气、逆上气、升降不利之气，皆就吾身之气之病者言之。"

人体之气呼则出，吸则入，亦赖之于天地之气，内气与外气息息相通。喘壅一证，往往胸高膈满，掇肚抬肩，是气为邪壅，内气不得通，外气不得入，郁而为病。此时此际，关键在于通其气、疏其郁，"有宜散表以通其气者，有宜疏里以通其气者，有宜清热逐寒以通其气者，有宜消食导痰、行瘀解结以通其气者"，不可认作喘脱证而抑之、遏之、降之、纳之。另外，喘壅之证最忌滋补，不可做虚证妄治，其"一经滋补，始但阻滞乖忤，继则周身壅闭，内气愈不通，外气愈不入。不通不入，其气乃绝"。喘脱之证，是外之气不能入，内之气但有出，无气以续之喘，谓之上气不接下气，视同少阴息高之证，与喘壅证不可混为一谈。陆懋修在"喘壅非即喘脱辨"文末辨言："《说文》：喘，疾息也。疾息也者，本书'歇'。口气引也。《广雅》喘，息也。《释名》：喘，湍也。湍，疾也。气出入湍疾也。《史记·仓公传》：令人喘逆，不能食。《难经》：喘咳。张世贤注：肺主气。邪居肺，则气不顺而喘咳，此皆与《汉书·丙吉传》'牛喘吐舌'、《王莽传》'匈喘肤汗'同为气逆不顺而已。至于虚脱之喘，则必与他不治之证同时并作，方可虑其致脱。"

张山雷评论曰："九芝此论，盖亦有为而言，罗举正气病气诸端，见得凡是实邪闭塞，误与补药之大害，为庸医迎合富贵家心理，浪投补药者，痛下针砭，亦是医医病之一法。"另外，陆懋修在文中有"是气也，呼则出，吸则入，得天地之清宁。其数常，出三而入一"之说，张氏认为其言不可信，指出："无病人呼吸空气，一出一纳无斯须之间，出入之数，无不调匀，奚有出少纳多或出多纳少之理？"其言为是。

（五）烟漏说

"烟漏"之病，始于清代中期，古未有之。清中末鸦片流行，烟客吸食鸦片日久往往会患痢疾。烟客一般多肠燥，而肠燥之人忽然下痢，因此冠以"漏"名。烟客因吸食烟气日久患泻痢之证，称之为"烟漏"，"即下利也，即滞下也，亦即俗所谓痢疾也"。至于"烟漏"之病，因于烟。但治疗上，仍从滞下之法，以通为止。但需要注意的是，烟客受烟之危害，其病往往累及全身。咽喉为人身之要塞。喉，为气息之道路，系通于肺，呼吸出入又下通心脾肝肾；咽，为饮食之道路，系通于胃，饮食下咽留于胃，精微上输脾胃，糟粕下入大小肠腑。烟气随人体呼吸之气，布达脏腑，日久而为害。烟客常见的症状，如体倦，是脾为病；流涕，是肺为病；多汗，心为病；多泪，肝为病；肠燥便秘，是肾为病。烟客"烟漏"之病，往往会兼现这些症状。在平时的调理上，应当有所顾及，可"以健脾为主，兼补兼行，旁及四脏"。烟漏之证，于今已不再常见，但以历史的眼光来看，这在当时而言是十分有价值的医学立论。

（六）霍乱分寒热

霍乱之病，有因贪凉饮冷而得者，有因湿热之气熏蒸所致者，有夏饱食冒暑而得者，其证有寒有热。

其寒者，多因贪凉、冷饮困遏中阳所致，即所谓"凡由高堂大厦，乘凉饮冷而得之者"。其治药宜用热，仲景有理中、四逆诸方，后世亦有浆水、大顺、复元、冷香饮子诸方。此外，《伤寒论》中所载霍乱，则有既吐且利，而大汗出，脉欲绝者；有吐利汗出，发热恶寒，四肢拘急，手足厥冷者；有恶寒脉微，利止亡阴者；有下利清谷，汗出而厥，吐已下断，汗出而厥者，其证必有吐有利，有汗有恶寒，为寒邪直入厥阴之霍乱。其治宜理中汤、四逆汤、四逆加人参、四逆加猪胆汁诸方，用以运行上下，通达内外。

其热者，则多因湿热之气所致，即陆懋修所谓"春分以后，秋分以前，少阳相火、少阴君火、太阴湿土，三气合行其令。天之热气则下降，地之湿气则上腾。人在气交之中，清气在阴，浊气在阳，阴阳反戾，清浊相干，气乱于中，而上吐下泻"。治此湿热之霍乱，宜以和阴阳、分清浊为治疗原则，不可尽用寒药，可兼用具有温散温通之功的芳香化湿之品。如薷藿、平陈、胃苓等汤，不可用姜、附、丁、萸等大辛大热之剂。又有不吐不泻而挥霍撩乱者，则多得之饱食之后，猝然冒暑，阳气退伏于内，不能外达于表所致。其证脉道每先不利，而反见畏寒，医家不可以之为寒。如陆懋修曰："凡夏月猝然冒暑，惟食填太阴，亦曰饱食。填息一证，为病最速，为祸最酷，而人多忽之。即有知者，亦仅以停食为言，绝不信其为闭证之急者。闭则手足肢冷，六脉俱伏，甚则喜近烈日，此乃邪闭而气道不宣，非气脱而脉绝不续。其畏寒也，正其热之甚也……此证只欠一吐而已。"陆懋修常以凉水调胆矾催吐治疗饱食填息之霍乱，每获良效。除吐法之外，亦可取熨葱灼艾、热汤沃洗等外治法，温散、温通助阳气外达，切不可误用温药以助长其热。此外，更有四肢厥逆，甚至周身如冰，而竟不恶寒，反有恶热者，此更是内真热外假寒，即厥阴经中热深厥深之象，轻亦热微而厥微。其治宜用苦寒之剂，佐以挑痧、刮痧等法，刺出恶血以泄热毒，此则并不宜于温散温通，更不可误用四逆汤、理中汤，即姜汤等温剂。

陆懋修临证时，霍乱的流行每以热者多见，其常以石膏、黄芩、黄连等清热之品加减为治，每多获效。而某些辨证不明的医家，每多误治为寒证。陆懋修在《世补斋医书·文·卷七·霍乱论》中讲述道："同治壬戌，江苏沪渎时疫盛行，绵延而至癸甲。余尝以石膏、芩、连清而愈之者，则暑湿热之霍乱也。以凉水调胆矾吐而愈之者，则饱食填息之霍乱也。其肢皆冷，而其脉皆伏。维时大医立方竟用丁、萸、桂、附，日毙数人。问其所以然，则曰君不见夏月井水乎？何以天令如此之热，而井水如此之寒也？夏月伏阴在内也。张介宾曰：人见此时之天热，不见此人之藏寒。天下惟格物能致知，诸君请退，毋溷乃公。明厥不还，灸之不出，冷且益甚，则曰：如此热药，体尚不温，设更投凉，其冷何若？病家闻之，曰唯唯否否。卒未有能破其扃者。"这种以热为寒而误治的现象，在当时并不少见，医家对于霍乱的治疗落入了寒臼。针对这一现象，陆懋修对热性霍乱的因机证治进行了大力阐发，并分析《素问·六元正纪大论》《灵枢·经脉篇》《素问·气交变大论》等提到的霍乱呕吐，提出了"属寒者少，而属热者多""热者居其九，寒者居其一"的论断。张山雷评论曰："此是疫疠之气，其发生也，随阴阳之气化而变迁，必不可执一而论。吾知九芝生今之时，当必曰霍乱一证，寒者居其九，热者居其一矣。"然而，陆懋修对于热霍乱的深刻认识，还是给后世留下了宝贵的经验。如张锡纯就将陆懋修之论录于《医学衷中参西录》，其谓"所录二则，皆于霍乱之证有所发明，故详志之，以备采择"。另外，其更对外治法、刮痧法、温体法进行了具体的介绍。现摘录如下：

（1）外治之法

"霍乱之证，宜兼用外治之法，以辅药饵所不逮。而外治之法，当以针灸为最要。至应针之处，若十宣、中脘、尺泽、足三里、阴陵、承山、太溪、太仓、太冲、公孙等穴（约略举之，未能悉数），习针灸者大抵皆知。惟督脉部分，有素髎穴，刺同身寸之三分出血，最为治霍乱之要着。凡吐泻交作，心中撩乱者，刺之皆效。诸针灸之书，皆未言其能治霍乱。世之能针灸者，间有知刺其处者，而或刺鼻准之尖，或刺鼻柱中间，又多不能刺其正穴。两鼻孔中间为鼻柱，王注《内经》，谓此穴在鼻柱之上端，则非鼻准之尖，及鼻柱中间可知。然刺未中其正穴者，犹恒有效验，况刺中其正穴乎？盖此穴通督脉，而鼻通任脉，刺此一处，则督任二脉，可互相贯通，而周身之血脉，亦因之可贯通矣。"

（2）刮痧之法

"又宜佐以刮痧之法。盖此证病剧之时，周身冰冷，回血管之血液凝滞不行。当用细口茶碗，将碗边一处少涂香油。两手执定其无油之处，先刮其贴脊两旁，脊椎上亦可轻刮，以刮处尽红为度。盖以脏腑之系皆连于脊，而诸脏腑腧穴，亦贴脊两旁，故以刮此处为最要。要刮时又宜自上而下挨次刮之，可使毒气下行。次刮其胸与胁，次刮其四肢曲处（尺泽、委中）及腿内外脐，至头额项肩，亦可用钱刮之。又当兼用放痧之法，将四肢回血管之血，用手赶至腿臂曲处，用带上下扎紧，于尺泽、委中两旁回血管，用扁针刺出其血，以助其血脉之流通，且又放出碳气，俾霍乱之毒菌，从此轻减也。"

（3）温体之法

"又宜佐以温体之法。用滚水煮新砖八个，以熨腋下及四肢曲处，及两脚涌泉穴。或水煮粗厚之布，乘热迭数层，覆于转筋之处。即不转筋者，亦可覆于少腹及腿肚之上，凉则易之。或以茶壶及水笼袋，满贮热水，以熨各处。或醋炒葱白（切丝）或醋炒干艾叶揉碎熨之，或用手醮火酒、或烧酒，急速擦摩其周身及腿肚发硬之处。种种助暖之法不一，临证者随事制宜可也。"

（七）咳嗽

《素问·咳论》曰："五脏六腑皆令人咳，非独肺也。"陆懋修认为，肺为华盖，其位最高，为诸气出入之道路，因此咳无不涉于肺。咳与嗽有别，其有声有痰者谓之嗽，有声无痰者谓之咳，而其标皆因于痰饮。而痰与饮又有别，其本皆出于水。水之稠者为痰，水之稀者为饮。稠则嗽之即出，稀则非咳不出。另外，又饮之咳而不出者，其标为肺燥之干咳，而病之本却在于脾之湿。其在《世补斋医书·文·卷七·咳嗽论》曰："有咳而不出者，人遂谓为干咳。共目为肺之燥，而不知其为脾之湿。非独湿与干相反，且并水饮两字，从此亦不闻于世，而其所用药无非滋润之品。饮证得之，愈润愈燥，遂成炎上之火。及其火既上炎，而煎熬津液，变为骨蒸。卧则喘作，动则汗出，痰气腥秽，喉破失音，变为痈痿劳怯之状，皆可预计。病至此，不可为矣。"

在《金匮要略》中，"肺痿肺痈咳嗽上气病脉证治第七""痰饮咳嗽病脉证并治第十二"两篇，皆论咳嗽。陆懋修认为，咳嗽之治，皆在其中。而《金匮要略》将之分为两门，两门方治不同：一则主达表散壅，一则主涤饮利气。其中，肺痿、肺痈之咳嗽，起因多责之于外感，其表证未罢者，达表利气法为要。若妄用马兜铃、蛤蚧、紫苑、阿胶、沙参、二冬、二地、龟板、鳖甲等滋腻恋邪之品，往往致邪气留恋不解，日久便积为痨病，正所谓"伤风不醒便成痨"。是以"劳之为病，本不能救于已成之后，而必使之不成于未劳之先"。

对于咳嗽之治，陆懋修总结曰："有表宜散，有壅宜达，有饮宜涤，有气宜利，及其有火则宜泄宜降。"咳嗽无论新久，执其法万无不止之理。

（八）痰饮

1. 痰饮之名

"痰饮"之名，始于仲景《金匮要略》，其"痰饮咳嗽病脉证并治第十二"篇中有二饮、四饮、五饮之别，陆懋修分别予以辨析。其云："二饮者，曰留饮，曰伏饮。仅以病之新久言之，留则留而不去，伏则伏而不出，无所关于治要也。四饮者，悬饮、溢饮、支饮、痰饮。悬，谓悬于一处，每聚胁下，故胁痛。溢，谓滋于四旁，每溃肌肤，故肤肿。支者，如木之有枝，或左或右，每易上逆，故胸膈喘满而不得卧。分言之，则饮有三。合言之，则总为痰饮。而亦不外乎留伏之理。但水之稀者为饮，稠者为痰。水得阴凝聚为饮，得阳煎熬成痰。此则治有殊矣。五饮者，水在肝，胁下支满，故嚏则引痛。水在心，筑筑然悸动，火与水为仇，故不欲饮。水在脾，脾恶湿，故身重。水在肺，吐涎沫，肺不得清肃，故渴欲饮。水在肾，肾本为水脏，正不胜邪，故脐下悸，欲作奔豚。此之谓五饮。久而不愈，而或悬、或溢、或支之无定者，亦皆为留伏而已。今夫人身之所贵者，水耳。天一生水，有气以为之母，有胃以为之海。故饮入于胃，游溢精气，上输脾肺，下输膀胱，水精四布，五经并行，何病之有？及其水不通调，日积月累，转为淤浊，而水饮成焉。是故水饮之患，未有不起于胃上脘者。但有一毫阳气不到处，即为水之所伏留。盖阳得充足，则阴气化为津液，以资灌溉，而奉生身。阳失运行，则阴气即化为水而成病。从其初而言，则水停于胃，流于胁，泛于肌肤，逆于胸胁，此四饮所由来也。从其既而言，则水由胃而上入阳分，渐及于心肺；下入阴分，渐及于脾肝；至肾而剧，此五饮所由来也。"（《世补斋医书·文·卷八·释饮》）

归纳而言：①二饮，指留饮、伏饮，是以病之新久言之，其特点是留而不去、伏而不出。②四饮，指悬饮、溢饮、支饮、痰饮。悬，谓悬于一处，每聚胁下，故胁痛。溢，谓溢于四旁，每渍肌肤，故肤肿；支者，如木之有枝，或左或右，每易上逆，故胸膈喘满而不得卧。分而言之有三，为悬饮、溢饮、支饮，合而言之总为痰饮。陆懋修曰："从其初而言，则水停于胃，流于胁，泛于肌肤，逆于胸胁，此四饮所由来也"。③五饮，水饮留于五脏之谓。水在肝，胁下支满，故嚏则引痛。水在心，筑筑然悸动，火与水为仇，故不欲饮。水在脾，脾恶湿，故身重。水在肺，吐涎沫，肺不得清肃，故渴欲饮。水在肾，肾本为水脏，正不胜邪，故脐下悸，欲作奔豚。五饮，久而不愈，而或悬、或溢、或支之无定者，皆可成留饮、伏饮。即"从其既而言，则水由胃而上入阳分，渐及于心肺；下入阴分，渐及于脾肝；至肾而剧，此五饮所由来也"。

2. 痰饮病的因机证治

《世补斋医书·文·卷八·释饮》归纳痰饮病因机证治，指出："病之初起，不外乎风寒外侵，肥甘内滞，气机因而不利，往往畏风，畏寒，汗闭，溲闭，咳逆，倚息不得卧，甚则肤肿。水为阴邪，故时而头目眩晕，是水邪怫郁，阳气不上升，非痰火湿热之谓也。时而口干舌燥，是水邪阻遏津液不上潮，非阴虚火旺之谓也。且水饮之脉必弦，或双弦，或单弦。其弦之见于右关者，象类数，亦非数，则为热也。其舌必光滑而不立苔，此则沮洳之地，其草不生，亦非阴虚内热之所谓。光如镜面者，也于此求治，或开鬼门，或洁净府，总宜以导痰涤饮为事。随证酌加他药，而不可逮补。虽在高年，亦必先通后补。即补亦惟参、术、姜、附是宜。若洋参、石斛之养胃，生熟二地之滋阴，麦冬、阿胶之保肺，兜铃、蛤壳之清金、贝母、瓜蒌辈之滑痰润操，则皆宜于他人之火燥，适相反于此。人之水寒患者，固不能以病凑也。总而言之，振胃阳以逐寒水，宜汗则汗，宜利则利。即使久咳肺虚，终是水寒在胃，故虽行补剂，亦惟壮气以通阳，不可益阴而助病。仲景小青龙汤及理中汤、真武汤辈，皆水饮正治之方也。今不言饮证，废此数方而反有所谓阴虚痰饮者，夫痰饮为阴盛之病，乃以阴盛而谓为阴虚，则其用药为何如哉？"

水饮之患，症状多端，但病机关键皆在于气化，其所关者为阳气、水、胃与脾肺。饮入于胃，游溢精气，上输脾肺，下输膀胱，水精四布，五经并行，以灌溉周身。若阳失运行，水不通调，则阴气即化为水而成病。陆懋修谓："但有一毫阳气不到处，即为水之所伏留。"是以，其治总以助阳发汗、利小便，导痰涤饮，随证酌加他药为宜。另外，陆懋修更因人制宜，指出其兼虚者，亦不可遽补，即使高年，亦必先通后补，即补亦惟参、术、姜、附是宜；其久咳肺虚者，多是因于水寒在胃，虽宜行补剂，亦宜益气以通阳，不可益阴而助病，可辨证择用小青龙汤及理中汤、真武汤。

陆懋修对于饮证平时用药、宿饮除根，提出了行之有效的方法。

（1）饮证平时服枳术丸法

《金匮要略》枳术汤，用枳实七枚、术二两。今从张洁古法，改汤为丸。将二味研末，搅令匀，另用锅巴焦、青荷叶煮汤糊丸，如桐子大。次第作为三料。第一料用枳四两，术二两。第二料用枳、术各三两。第三料用术四两，枳二两。每日食远后吞服三钱。冬月用淡姜汤，夏月用藿香汤送。久之，自然有效。"（《世补斋医书·文·卷八·释饮》）

饮证平时服枳术丸，枳实、白术各以2∶1、1∶1、1∶2为比例做三料，根据具体病情宜补宜泻、多寡久暂而选择应用。另外，陆懋修更充分考虑气化因素的影响，根据不同季节气化特点，选择不同的汤药送服枳术丸。这一点，充分体现了辨证论治、因时制宜的精神。陆懋修按曰："《金匮》君枳臣术，汤以荡之。枳多术少，以泻为主。易水君术臣枳，丸以缓之。术多枳少，以补为主。至于宜泻宜补，多寡久暂之间，则孰君孰臣？有此三料，病人可自为转换也。此方主治甚多，而治心下坚大、边如旋盘者尤验。"（《世补斋医书·文·卷八·释饮》）

（2）宿饮除根服控涎丹法

"此陈无择三因法也。用甘遂、大戟、白芥子等分，末之，糊丸，如桐子大。临卧，姜汤服五七丸至十丸。痰盛者，量加之。凡甘遂若干，用甘草四分之一煎汤，浸三日。汤黑去汤，再换清水。日浸日淘，每日换水数次。三日后，去心，再淘再浸，以盆中水无殊色为度。取出沥干。面裹如团，煨至面团色黄，去面，晒干。大戟去旁枝，水浸透，去皮骨，切晒。白芥子微炒。共为末，成丸听用。"（《世补斋医书·文·卷八·释饮》）

控涎丹，出于南宋陈无择的《三因极一病证方论》，又名妙应丸、子龙丸。王子接在《绛雪园古方选注·中卷·控涎丸》中注曰："控，引也。涎，读作羡，涎涎也，水流貌，引三焦之水涎涎出于水道也。白芥子色自入肺而达上焦，甘遂色黄入脾而行中焦，大戟色黑入肾而走下焦，故白芥子走皮里膜外之水饮，甘遂决经隧之水饮，大戟逐脏腑之水饮。三者引经各异，涸涠于水道则同，故复之为方，当审证采用可也。"陆懋修按曰："甘遂能行经隧之水，大戟能泄脏腑之湿，白芥子能搜皮里膜外之痰。主治甚多，而背寒如掌大一块者，非此不能去之。"

（九）燥证

《素问·至真要大论》提出："百病之生也，皆生于风、寒、暑、湿、燥、火，以之化之变也。"之后，列出"病机十九条"，其中六气病机独缺"燥"一条。刘完素在《素问玄机原病式》一书，补充了"诸涩枯涸，干劲皴揭，皆属于燥"。到了清代，喻嘉言提出"秋燥"的学术观点，认为《素问·生气通天论》中"秋伤于湿，上逆而咳，发为痿厥"，及《素问·阴阳应象大论》中"秋伤于湿，冬生咳嗽"的观点，是"秋伤于燥"之误。在理论上，喻氏强调燥邪伤肺，对秋伤于燥、燥伤肺的燥邪致病理论进行了阐发，并创制了清燥救肺汤，治疗最为常见的燥热伤肺证。陆懋修认为，喻嘉言补出秋燥一层，自有卓见，功不可没，但燥邪致病之说及其所创清燥救肺汤，独指肺金之燥而言，不足以概诸燥。

陆懋修指出，燥之一证，非必燥邪所致，可由他证转属而来：有由风来者，风为阳邪，久必化燥，如病机十九条内"诸暴强直，皆属于风"；有由湿来者，湿为阴邪，久亦化燥，则如十九条内"诸痉项强，皆属于湿"。并且寒亦化燥，热亦化燥。正如其在《世补斋医书·文·卷八·释燥》论曰："风为阳邪，久必化燥。湿为阴邪，久亦化燥。并且寒亦化燥，热亦化燥。燥必由他病转属，非必有一起即燥之证。《内经》所以不言燥者，正令人于他证中求而得之。"

可见，陆懋修所论之"燥"，较喻嘉言所论之外燥范围更广，实际包括了风、湿、寒、火等诸邪为病，由表及里，出现的内伤阴津的一类病证。基十这一认识，其对伤寒六经病证进行了分析，提出了"六经皆有燥证"的认识。如：

太阳：人病头项强直，项背强几几，脊强而厥，腰似折，胭如结，髀不可以屈。

阳明：头面动摇，缺盆扭痛，卒口噤，齘齿，脚挛急，卧不着席，轻亦口干舌苦。

少阳：口眼㖞斜，手足牵引，两肋拘急，半身不遂。

太阴：若腹痛吐利，胸内拘急。

少阴：恶寒蜷卧，尻以代踵，脊以代头，俯而不能仰。

厥阴：睾丸上升，宗筋下坠，少腹里急，阴中拘挛，膝胫逆冷。

从以上所列病证可以看出，陆懋修归纳提炼出来的伤寒燥证，皆是就燥伤及阴津、阴血而致的筋急证而言。其进一步阐述，谓："燥必血虚而筋急，仲景谓之为痉。所以治风用葛根，不独以辛散祛风，发汗太过。治湿用栝楼、茵陈蒿，不独以香燥逐湿，耗竭肝阴，意有在也。风湿之外，凡大筋软短、小筋驰长，以及身体烦疼、骨节掣痛不能转侧等症，多因于寒热之久，亦可在十九条内。属寒属热，各证求之。"（《世补斋医书·文·卷八·释燥》）

与喻嘉言所强调的秋燥之气伤肺金不同，陆懋修不以五脏为论，而是论之以六经。其指出："肺固属金，而手、足阳明之胃、大肠正属燥金，为六气之一。而可独指肺金为燥哉？"加之陆懋修之伤寒独重阳明的思想，也就不难理解其"六经之燥，则惟阳明一条最为重候"的论断了。总之，陆懋修燥证之论，是跨越了外燥的范畴，而专注于以六经辨治内燥而形成的理论认识。

二、治法举隅

（一）老年益阴治法

陆懋修据《素问·五常政大论》"阴精所奉其人寿，阳精所奉其人夭"，及《素问·阴阳应象大论》"年四十，而阴气自半也，起居衰矣"的论断，提出了"阳固可贵而阴亦未可贱"，"垂暮之年，阴易亏而阳易强"的学术观点。其在《世补斋医书·文·卷八·老年治法》文中，十分推崇徐灵胎的论点，指出："惟灵胎徐氏最为善治老人。其言曰：能长年者，必有独盛之处。阳独盛当顾阴，阴独盛当扶阳。然阴盛者十之一二，阳盛者十之八九。阳太盛者，非独补阴，并当清火以保阴。乃世为老人立方，总以补阳为事。热甚者，必生风，是召疾也。若偶有外感，尤当使之速愈。老年气血不甚流利，岂堪补住其邪，以与气血为难？故治老人感证，总与壮年一例。或实见虚弱，量为补托，则当就其阴阳之偏盛而损益使平。试察千年之木，往往无故自焚，阴尽火炎，万物一体。断勿以辛热助亢阳竭阴气，当耆艾之年而加以焚如之惨也。"

在临证中，老人阳证，如头热、耳鸣、面赤、目赤、肤燥、便燥和脉洪等，不难分辨。陆懋修指出，有些老人昔肥今瘦，出现不耐烦劳、手足畏冷、腰脚酸软、筋络拘挛、健忘、不寐、口流涎沫、泾溲频数、阳痿不举、脉沉小等症，往往是阴血亏虚、内热消烁，阳蓄于内、不达于外所致；其病机本质是阴虚阳郁，却往往被误作阳虚。有鉴于此，陆懋修本于徐灵胎在《慎疾刍言·老人》提出的"阴盛者十之一二，阳盛者十之八九，而阳盛之太盛者，不独当补阴，并宜清火以保其阴"的认识，在老年养生上重视"养下虚之元，清上盛之热"，提倡用延寿丹益阴清火之法。其论曰："以老年而商补法，鄙意以为惟董文敏所传延寿丹一方最为无弊……思翁年登毫耋，服此神明不衰，须发白而复黑，精力耗而复强"。陆懋修自己亦取其意养生，近七十岁时"须发未见二毛，灯下能书细字"。可见其方确有效验。

延寿丹方：

何首乌七十二两　豨莶草十六两　菟丝子十六两　杜仲八两　牛膝八两　女贞子八两　霜桑叶八两　忍冬藤四两　生地四两　桑椹膏一斤　黑芝麻膏一斤　金樱子膏一斤　旱莲草膏一斤　酌加炼熟白蜜捣丸。

延寿丹方，被与陆懋修同时代的谢元庆汇编入《良方集腋·卷之上·虚劳门·秘传延寿丹》，于方后有加减活法："阴虚人加熟地黄一斤；阳虚人加附子四两；脾虚人加人参、黄芪各四两，去地黄；下元虚人加虎骨一斤；麻木人加明天麻、当归各八两；头晕人加玄参、明天麻各八两；目昏人加黄甘菊、枸杞子各四两，肥人湿痰多者加半夏、陈皮各八两。"

陆懋修对延寿丹各药作"药解"详细介绍了药物的采制、功效，颇为实用，摘录如下：

"何首乌，白雄赤雌，两藤交互，夜合昼疏。故以开合为功，能治错杂之病。气味苦辛。冬至后采者良。用雌雄各半，米泔水浸三日，竹刀刮去皮，切为片。每一斤取淘净黑大豆二升，柳木甑上蒸之。豆熟取出，去豆，晒干。换豆再蒸。如是九次。晒干为末。自第二次至九次，将后八味于未为末前，各拌蒸一次尤妙。豆则始终用之。

豨莶草，味苦辛，气臊。采于五月中者佳。感少阳生发之气，凡热淤生湿，腰脚酸软者，此味有专功。温水洗净，九蒸九晒，用酒与蜜洒之，洒宜令匀。晒干捣为末。

菟丝子，味辛平。当春末夏初，丝縈蔓引。其实结于季夏，得金水之气。肾阳不足者，助阳味以化阴。肾阴不足者，助阴味以化阳。米泔水淘净，略晒，拣去秕子，酒浸一昼夜，乘潮研碎，微火焙干，再研极细。

杜仲，辛甘而苦味厚。功专肾、肝，温不助火，以其阳中有阴，故非偏于阳也。竹刀刮去粗皮，每斤用蜜三两涂炙，炙至蜜尽为度。或用青盐水浸一宿。所贵在丝，不可妙枯。新瓦上焙干为末。

牛膝，味苦气温。怀庆府产者，根极长大而柔润。能引诸药下行。凡四肢乏力者不可缺。以其善达木火于金水中也。亦用青盐拌之，晒干为末。

女贞子，气味甘温。一名冬青实。子色黑者真。凡肾阴虚而有热者宜之。孤阳不生，得阴乃能有子。理之常也。蒸烂摊开，尽一日晒干。研末。放地上得地气。

桑叶，气味苦甘寒。经霜者佳。能以利血之功获治风之效。下通命门，上合心包，以升阴中之阳，降阳中之阴。微火焙干。研末。

忍冬藤，味甘气微寒。藤蔓左缠，亦名左缠藤。凌冬不凋，昼开夜合。花叶皆佳，而藤尤胜。能透经脉以息风。又通大肠结燥。乙庚相生之义也。照豨莶法研末。

生地黄，气味甘寒。禀天一之真阴，为和血之上品。故能疗水不济火诸病。此方只宜生地，熟则呆滞矣。温水洗净，加水煮至中心透黑。所贵在汁，不可滤去。

桑椹，气味甘寒。为益阴妙品。故使血气自通。血为水所化，益血遂以行水。风与血同脏，益血即以息风。

胡麻，气平味甘。一名巨胜，亦曰脂麻。治风先治血，血行风自息。故风药中不可少。又能益气力，耐寒暑。

金樱，味酸涩气平。涩可治滑，故能治脾泄便溏，寝汗，入夜溲数。

旱莲，色黑入肾，气味甘酸平。折其苗有汁如墨，故名墨汁旱莲。力能益阴，故治便血而通泾溲。

黑大豆，亦色黑入肾，肾之谷也。即肆中所用以发大豆黄卷者。井花水洗，不可久浸。久则发芽，不可用矣。

是丹以赤白首乌七十二两为君，以豨、菟草各十六两为臣。佐以杜、牛、女、桑，则半之。忍冬、地黄，又半之。亦合七十二两。而以桑、麻、樱、莲四膏各一斤为使。水用井华，火用桑柴，并忌铁器。合而成养阴退热之功。法实本于"生气通天论""阴平阳秘，精神乃治""阳强不能密，阴气乃绝"之大旨。为此方者，真善读《内经》者也。"（《世补斋医书·文·卷八·老年治法》）

延寿丹方，出处不详，传自明代华亭董文敏。因陆懋修广其用，《中医大辞典》《简明方剂辞典》《中国医学百科全书·七十九·方剂学》多以之为出处。其方由桑麻丸、二至丸、豨莶丸等方综合加味而成，方中虽然多为益阴之药，但性质平和，无滋腻之弊。分析其方：白赤首乌以开合为功，取七十二两为君。豨莶草助生发之气、菟丝子平助阴阳，各十六两为臣。佐以杜仲、牛膝、女贞子、霜桑叶各八两补肝肾，清阴火；生地黄、忍冬藤又减半为四两，甘寒而益阴清火。臣药、佐药共为七十二两与君药相合。而以桑椹膏、黑芝麻膏、金樱子膏、旱莲草膏各一斤，滑润、止涩、益肾阴为使。诸药合方，成养阴退热之功，亦即"养下虚之元，清上盛之热"。

对于谢氏加减法，陆懋修认为与原方本意不类，是属画蛇添足。其论曰："《集腋》于方后再有加味，云阴虚加熟地。则此方本为阴虚设，已有生地，无庸再加熟地。况熟地本不治阴虚耶？又云：阳虚加附子，更与方意不类。若果以阳虚多湿多痰，则此方全不可用。岂一加陈、半即变为逐阴乎？方中诸药，无非养下虚之元，清上盛之热。玄参等物，悉本方之所包。岂加味所能尽！"（《世补斋医书·文·卷八·老年治法》）陆懋修秉持老人多阳盛阴虚的观念，认为阴足则无阳亢之患，自然达到阴平阳秘的健康状态。其论不无道理，但不能执此而失彼，去否定临证的其他加减法。另外，陆懋修作"延寿丹方药解"，对方中的药物的功用及炮制方法进行了详细的介绍。

现代名医秦伯未先生对陆懋修推荐使用的延寿丹颇有研究，其在"防老方——首乌延寿丹的我见"一文中，归纳出了延寿丹的滋补具有不蛮补、不滋腻、不寒凉、不刺激四个优点。尽管如此，其方也非万能之方，亦需"从辨证论治的基本原则出发，不能呆板地使川首乌延寿丹，也不能认为首乌延寿丹适用于任何老年人的调养，在治疗上可以适当地加减。遇到阳虚体质固然不能用，遇到下虚上实现象亦不相宜，即使阴虚而肠胃过于薄弱的，或阴虚阳亢须佐清火以治标的也应考虑。"除此之外，秦伯未先生更归纳了其方适应证 6 条，于今日之临证颇具参考价值，兹录于此：①年高稍有劳动即感疲乏者；②年高用脑即觉头晕、耳鸣者；③年高脉搏和血压容易波动者；④年高步履乏力，多立腰膝酸软者；⑤年高四肢筋骨不舒，似风湿而实非风湿者；⑥年高无症状，经检查动脉硬化，或心律不齐、强弱不均者。

《素问·生气通天论》曰："阴平阳秘，精神乃治。"因个人体质的不同，或者受疾病的影响，老年人阴阳之偏都可以见到，无论是益阴还是助阳，抑或是阴中求阳、阳中求阴，补偏救弊、辨证论治的原则不能丢，亦如陆懋修所言"就其阴阳之偏胜而损益使平"。

（二）"逸者行之"治疗逸病

《素问·至真要大论》提出"劳者温之""逸者行之"，早将劳与逸截分两病。但自《内经》以降，历代医家对劳病多有论述，而对逸病关注较少。陆懋修谓："自逸病之不讲，而世但知有劳病，不知有逸病。然而逸之为病，正不小也。"其在《世补斋医书·文·卷七》中作"逸病解"一文，专论逸之为病："逸，乃逸豫、安逸，所生病与劳相反。经云：劳者温之，逸者行之。行谓使气运行也。则《内经》本有逸病，且有治法……《内经》所以谓劳则宜从温养，逸则利于运行。早将劳与逸截分两病也。张子和云：饥饱劳逸，人之四气。陈无择云：疟备三因，饥饱劳逸。二子并能言之审其病之为逸，便须用行湿健脾、导滞理气之法。凡人闲暇则病，小劳转健。有事则病反却，即病亦若可忘者。又有食后反倦，卧起反疲者，皆逸病也。流水不腐，户枢不蠹，其故安在？华元化曰：人体欲得劳动，但不当使极耳。动则谷气易消，血脉流利，病不能生。否则五禽之戏，熊经鸱顾，何以可求难老也？"

陆懋修提到陈无择所言"疟备三因，饥饱劳逸"，张子和所言"饥饱劳逸，人之四气"。实际上，在二者之外，刘河间对劳、逸为病的证治也做过精辟论述。如其在《伤寒直格·内外八邪》中，提出"外有风寒暑湿，内有饥饱劳逸"，将"逸"专列为八邪之一，与劳相对。并进一步对逸病做了深入的解释：逸"非奔逸之逸，乃逸豫怠情而生病也"；《内经》提出的"劳者温之，逸者行之"的治疗原则是"使气血运行也"。刘河间更引《西山记》云："久劳则安闲以保其极力之处，久逸则导引以宣其积滞之气。"陆懋修对此颇有体悟，指出"逸之病，脾病也"。在逸病的治疗，并没有停留在导引行气上，在用药上提倡行湿健脾、导滞理气之法，在行止上则主张小劳以治其逸，取"流水不腐，户枢不蠹"之意。

陆懋修对逸病的阐发，发展了《内经》"逸者行之"的理论，弥补了后世对逸病的忽视，对当今物质丰富、生活相对安逸的现代人而言，其现实意义不言而喻。张山雷评曰："九芝特立此论，可以为无数生灵针膏肓而起废疾，当奉作一则救世格言读。"

（三）小儿惊风清温补泻治法

小儿惊风，古混称于惊痫、风痫等病证中。宋代《太平圣惠方》提出惊风证，将之与痫区分开，并提出了急惊风、慢惊风不同的因、机、证、治。后钱乙、方有执、喻嘉言、陈复正、庄在田等医家，都有不同程度的发挥。陆懋修则吸取诸家之长，以"痉"解"惊"，从病名、症候、治法及用方进行了阐发。

1. 病名

昔陈飞霞在《幼幼集成·卷二·辨明致妄之由易去"惊"字》，就曾认为小儿惊风之病，非由惊而生风，当易去"惊风"二字。其谓："将欲以痉字、瘈字易之，又虑其不入俗。因思幼科以搐掣名惊，今即以搐字易惊字，屏去祸害之惊，祛除笼统之风，总名之曰搐，庶不骇听，而又不失病痉之本来。复以急惊、慢惊、慢脾易之为误搐、类搐、非搐。"而喻嘉言、方有执等，则明确提出"惊即是痉"。陆懋修对此十分认同，一方面从惊风所表现出的俯仰、怵惕、躁扰等症候表现予以论证，一方面又从训诂学予以考释，认为"痉变为痊，形之误也。痊变为惊，声之讹也。"如陆懋修指出："《说文》：痉，强急也。《玉篇》：痉，风强病也。以此释惊字最切。而有以痉为痕者，史游《急就章》：瘙痹痕。颜注：痕，四体强急，难用屈伸。王氏补注，谓痕当作"痉"是也。有以痉为痹者，《易·通卦》：验足，太阳脉虚，人多病筋急痹痛是也。又有以痉为痊者，《六书》：故人中寒湿，发热，恶寒，颈项强急，身反张，如中风状，或掣纵，口噤为痊是也。自此医家遂以仲景有汗之柔痉作痊，无汗之刚痉作刚痊矣。周鹤亭太史曰：《说文》无痊字。《广韵·六至》：痊，恶也。与《玉篇》同。痊，并训恶，无强急之义。总之，痉变为痊，形之误也。痊变为惊，声之讹也。"（《世补斋医书·文·卷八·小儿惊风说》）

然而，陆懋修虽主张惊风即是痉，但并没力辟惊风之名，只是采取了折衷的说法："惊风之名，方中行、喻嘉言辟之于前，陈飞霞《幼幼集成》辟之于后。又有用庄在田"福幼编"之法以辟之于今者。其书具在，然而愈辟愈坚，卒莫能去此惊风之名者，权在病家而不操于医家也。余谓只要有方治得惊，不必问其惊之真不真……前人辟之，不遗余力。然而正言之不如曲从之，力夺之不如婉导之。余思惊之一字，若起居如惊，狂言及惊，并惊骇、惊惕、惊悸之类。《内经》及《伤寒论》亦屡言之，何必定言其

非。"（《世补斋医书·文·卷八·小儿惊风说》）

以惊为痉者，是就强急的病症表现来命名的。而宋代钱乙之"惊风"说，也并非如陈飞霞等所误解的"因惊致风"病机立论，而是以"心主惊，肝主风"的脏腑辨证而言。因此，其二者病名之争并无原则上的问题，只是认识问题的角度不同而已。实际上，以症言，痉症所涉甚广，不止小儿惊风病。由此而观，惊之病名确实不能等同于痉。陆懋修以"惊"为"痉"，实际上是便于将《伤寒论》柔痉、刚痉与惊风接轨，为小儿惊风立法。

2. 症候

风之既动，入阳明，为呕；入太阴，为泻；窜入筋中，则挛急；流入脉络，则反张。惊风的症候名称十分繁杂，多是医家、病家根据症状特点而命名的，如天钓惊、看地惊、马蹄惊、蟹沫惊、虾蟆惊、乌鸦惊、弯弓惊、撒手惊等等。陆懋修将这些纷繁复杂的症候，概括为俯仰、怵惕、躁扰三症。

3. 病机

陆懋修从广义伤寒立论，指出："小儿之惊风，小儿之伤寒也。甚则伤寒中之温病热病也。急惊风是三阳证，慢惊风是三阴证。"其病机关键为"风动"，而尤以"热极生风"为多见。

4. 治法

对于惊风之治，陆懋修提出清法、温法及清温合法。指出急惊风者，属热、属实，宜用清法；慢惊风者，属寒、属虚，宜用温法；急慢惊风者，则寒热虚实错杂，宜清温合用、补泻兼行。此即其在《世补斋医书·文·卷八·小儿惊风说》中所论："凡病不外寒热两途，治亦不越温清两法。其所谓急惊风者，病之热、病之实也。宜用清法者也，即泻也。其所谓慢惊风者，病之寒、病之虚也。宜用温法者也，即补也。其所谓急慢惊风者，则不定其为寒热、为虚实也。宜用温清合法者也，安知其不当补泻兼行也？"

5. 用方

陆懋修指出，陈飞霞之沆瀣一气汤，正是急惊时之良剂；庄在田之逐寒荡惊汤，是欲救其病于已成惊之后，而仲景伤寒方是"却其病于未成惊之先"。其项背强几几者，用葛根汤；有口噤齘齿，背反张，脚挛急，卧不着席者，用承气汤，或用葛根芩连汤、白虎汤、栀子柏皮汤，此皆急惊之治。其有泻利之久，为阳不内固者，仲景用真武汤；有真是厥冷，为阳不外卫者，用四逆汤、白通汤、通脉四逆汤、吴茱萸汤，此治慢惊者。

（四）从"水"论治妇科经带病

《素问·上古天真论》提出，女子，二七而天癸至，任脉通，太冲脉盛，月事以时下；七七，任脉虚，太冲脉衰少，天癸竭，地道不通。因此，女子月经也常被称为月水、癸水。陆懋修以"癸水"为论，认为经水不可以血视之，强调妇科经、带病治水的重要性。其论曰："经带二者，皆水也。人惟不知经之为水，故治之不得其道。夫经岂血之谓乎？乃天一之水耳。天一之水，出自坎宫，至阴之精而有至阳之气。其色赤，阴中阳也。古圣人所以立经水之名者，经，常也，谓常道也。以其为壬癸北方之水，故又曰天癸。世人沿习之久，见其色赤类血，而即以血视之。倘果是血，则何不即名为血，而必曰水乎？且血岂可使之常出而乃曰经乎？妇人一有娠，即以此水养胎，则不月矣。一有子，即以此水化乳，亦不月矣。乳湩之色白，胞衣中水亦白，故皆不可名血。年四十九，天癸绝。所绝者，癸水也。若是身中之血，则经尽而血何以不亏乎？女子二七天癸至，七七而天癸竭。丈夫二八天癸至，七八而天癸竭。男子亦有天癸，尚不知天癸非女子血乎？尚不知血之不可以为经乎？经水先期者，水中火旺也。经水后期者，火旺水亏也。先后无定期者，水与火之不调也。经欲行而先作痛者，水火

交战之象也。能治火乃能治水，能治水乃能调经。"（《世补斋医书·文·卷八·妇科经带论》）

从以上所论可以看出，陆懋修认为经水不可以血视之，其论据有三个方面：其一，妇人有娠，即以经水养胎，则不月；一有子，即以经水化乳，亦不月。乳液之色白，胞衣中水亦白色，皆不可名血。其二，女子七七，天癸竭，经尽而血不亏；其三，男子也有天癸，可知天癸非女子血。据此，陆懋修对月经病的病机、证治从水火立论，提出如下看法：女子月经病，先期者，为水中火旺；后期者，为火旺水亏；先后无定期者，为水火不调；经欲行而先作痛者，为水火交战之象。因之，才提出了"能治火乃能治水，能治水乃能调经"的观点。

另外，女子病除月经病外，更有带下病，而妇人水病往往多见于带下，其论曰："谓之带者，以带脉而名也。其经年累月，白沃下流者，为白带。其脾有湿热，土不治水而色黄者，为黄带。有时而为青带也，肝之火郁而真脏色见也。有时而为黑带也，肾之火炽，而火极似水反见胜己之色也。此二者病不多见。独有带下色赤，似血非血，淋漓不断，此则尤为平时湿热流行带脉之间，人每谓是经血不止，断为血亏，罕有知其为赤带者。无他，既不知经本是水，又不知带亦是水，更不知此为带之水非经之水，故不知宜于利水，宜于逐湿清热。而收之敛之，滋且腻之，迨补涩之久，并带不行。反以为不止之经得以收摄，而自此遂成鼓胀，或变为干血劳者，不知凡几。《金匮》水分、血分之界所以不可不严。否则秦越人何以过邯郸而为带下医耶？必能治水，乃能治带。必能治带，乃能调经。"（《世补斋医书·文·卷八·妇科经带论》）

在陆懋修看来，白带、黄带、青带、黑带、赤带等各类带下病，虽有脾湿、肝郁、肾之火炽等不同病机，但皆系于"水"。经水者，又以通为利，不可因带淋漓而为收涩、滋腻之法，而宜于利水，宜于逐湿清热。其总结提出的"必能治水，乃能治带；必能治带，乃能调经"，开阔了妇科经带病治疗的思路，是对经、带之病从血论治常规思路的补充。然而，女子以血为本，经带之病有可从水治者，更有当从血治者，况血水同源，在临证中不可偏执一端。

（五）从风、火、燥论治中风

《素问·风论》曰："风者，百病之长也。"风之为病也尤多：《内经》风寒客于人，皮肤泄则洒然，寒闭则热而闷者；《伤寒论》之中风，即今所谓伤风，皆是。此与《金匮要略》风之为病，当半身不遂，脉微而数者不同。陆懋修指出："中经、中腑、中脏者，则经所谓风气入通于肝，及所谓诸暴强直，皆属于风；诸风眩掉，皆属于肝。此则真中风也。"中风之病，刘河间主火之说，认为其病机是热甚兼燥，而以热为主。至李东垣则以气言，气因火郁；朱丹溪则以痰言，痰因火结。陆懋修认为，刘河间火热之说为中风的主要病机，而李东垣、朱丹溪虽一主气，一主痰，实皆主火，而亦皆为通论。陆懋修认为，中风的病机关键风火交煽，其论曰："人身无内风不招外风，无内火不起内风，风由于火，火又生风，风火交煽，风为标而火为本。苟得内火之降，则内风熄。苟得内风之定，则外风除"。是以，陆懋修提出："治风之要，尤在清火。火之不降，风必不除。"其更引缪仲淳之言曰："休治风，休治燥，治得火时风燥了。"对于选方，陆懋修推荐喻嘉言所创制的以清火为主、佐以祛风的祛风至宝膏。

陆懋修以风、火、燥论中风，与其所倡导的"大司天"理论关系十分密切。陆懋修生活在嘉庆二十三年（1818）至光绪十二年（1886）间，值七十六甲子少阳相火司天、厥阴风木在泉，以及阳明燥金司天、少阴君火在泉的一段时期。正如陆懋修自己所说："余所值为燥火之运，故人病多属燥火。若在寒湿湿寒运中，当不如是。"

（六）论《内经》诸治法

陆懋修在《素问》"运气七篇"上下了很大的功夫，他不但专注于运气理论，同时也关注"七篇"中所提出的治疗大法，并强调指出："治病之法尽在此七篇中。而'至真要大论'尤有大关乎治要者。"其在答弟子濮云依相关治法的问题时，以经解经，对《素问·至真要大论》提出的诸多治疗大法，以内外、逆从、正治与反治进行了归纳与解读。

1. 病有内外，治之有标本先后

陆懋修合而论之，谓："阳虚则外寒，阴虚则内热。阳盛则外热，阴盛则内寒。此病之内外有异同之分者也。从外之内者，治其外。从内之外者，调其内。从内之外而盛于外者，先调其内，后治其外。从外之内而盛于内者，先治其外，后调其内。此治之内外有标本之异者也。"

2. 正者正治，反者反治；逆为正治，从者反治；微者从之，甚者逆之

正治，是常规的治疗方法，即针对疾病的性质、病机，从正面治疗。如寒证用热药，热证用寒药，实证用攻法，虚证用补法等。因药性与病性相逆，故又称逆治。逆者正治，辨之不难；从者反治，辨之最难，以病有微甚，更有虚实、寒热真假之故。正者正治，反者反治，如《世补斋医书·文·卷十五·答云依问〈内经〉诸治法》所言："阳胜则热，阴胜则寒，是为正病。治寒以热，治热以寒，是为正治。重寒必热，重热必寒，是为反病。诸寒之而热者取之阴，诸热之而寒者取诸阳，是为反治。"逆者正治，从者反治，即如"如阳病治阴，阴病治阳，药似一与病相逆，却是正治之法。通因通用，塞因塞用，药似与病相从，却是反治之法。"微者从之，甚者逆之，即"病之微者，发表不远热，攻里不远寒。其病尚微，逆之即愈。逆，即正治也。病之甚者，奇之不去则偶之，偶不去则反佐以取之。其病既甚，从之始愈。从，则反治也。"

同时，陆懋修在《世补斋医书·文·卷十五·答云依问〈内经〉诸

治法》指出，以上诸法，《内经》屡屡言之，举例如："有邪者，渍形以为汗。其在皮者，汗而发之。邪之新客，逢而泻之。此外治也。其高者，因而越之；其下者，引而竭之；中满者，泻之于内。此内治也。发腠理，致津液，通气，开鬼门，洁净府，与夫身汗得后利则实者活，此内外交治者也。是皆为正治、逆治之法。其曰治热以寒，温而行之。治寒以热，凉而行之。治温以清，冷而行之。治清以温，热而行之。是亦反治、从治之法。"

鉴于"病可正治者，真形易见，人所共晓。病须反治者，假象难明，人都莫辨"，陆懋修对寒热、虚实真假两途，进行了辨析："以寒热言之，真寒则其脉沉或微弱而迟，所见之病无非寒象。真热则其脉浮或滑大而数，所见之病无非热象。此为真病，逆而治之，固无可疑。独至阳证似阴，火极似水，乃热极反兼寒化，而脉亦沉伏者，则真热假寒，即阳盛格阴也。阴证似阳，水极似火，乃寒极反兼热化，而脉且浮散者，则真寒假热，即阴盛格阳也。此寒热之真假，宜于反治者也。再以虚实言之，则至虚有盛候，反泻则殆。如除胀满之当用人参者是。大实有羸状，误补益困。如止泻利之宜用大黄者是。此虚实之真假，宜于反治者也。"（《世补斋医书·文·卷十五·答云依问〈内经〉诸治法》）

总而言之，立足于《内经》内外、正反、逆从之治，求病之由、知病之本，把握寒热、虚实之真假两途，是为治法之要妙。

三、临床治验

陆懋修虽有一定的临诊经历，但却没有临证医案传世，在《世补斋医书》仅有"自记治验两则"；另外，在该书序、跋之文中，有对其临证的相关描述。本文一一辑录，以为临证举隅。

（一）自记治验——"异病同治"用玄明粉案

陆懋修在《世补斋医书·文·卷十六》"自记治验两则"中，记录了其运用玄明粉异病同治，治愈自己眼疾、脾约、温热以及中风的案例。

1. 眼疾

余自幼体弱，长老恒以未必永年为虑。余诗有云"爷惜形尫羸，娘怜骨瘦削"，盖纪实也。而以不事滋补，故得无恙。即有感受、停滞，总不畏虚留病，亦惟达表、通里，使病速去，以保其虚，而虚亦不为余害。惟自咸丰辛壬间，罹难居乡，不耐风寒薄中，时有目疾。始也红肿羞明，继而迎风下泪，每以金为火沴。至于八月有凶，此身有如临卦。经云：风入系头，则为目风眼寒。又云：目得血而能视。始以祛风，继以养血，迄无成效，而频发不已。驯至翳障起星，看花雾里，见异书而眼不明，心窃忧之。最后得朴、硝、桑叶之法，择光明日如法熏洗，果渐入云水光中。于是小变其法，自岁首以至年尾，每晨盥漱时，独用元明粉一物撮于左掌心，用水调化，而以右手指蘸其清者用擦左右眦，不使间断。两年后，非特前证绝不复作，并能于灯下观书，红纸写字，如是者盖有年矣。其故盖以风之为患，必由于火，无火必不召风。元明粉味咸微寒，能降火，且能涤秽，眼之所以能清也。此方记载甚多。而梁茝林《归田琐记》以朴硝误作厚朴，则一润一燥，大误病人，不可不正。且元明粉为朴硝之已升清者，用之尤为洁净。终年无间，则光明日包在其中。亦省切记，此余以元明粉取效之一也。（《世补斋医书·文·卷十六·自记治验两则》）

按语： 元明粉为芒硝脱水后的结晶物，外用可清热明目。陆懋修所治眼疾生于风火，以之降火涤秽以明目。《本草经疏》载曰："玄明粉，其色莹白，其味辛咸，沉而降，阴也。其治邪热在心烦躁者，经曰：热淫于内，治以咸寒……目为血热所侵，必亦肿作痛异常，硝性峻利，加以苦辛咸寒之极，故能散热结，逐热血，目病既去，必自明矣。"

2. 脾约

余自庚辰就养入都，大约以余体不耐北地之燥，每旬日不更衣，亦无所苦，此不近于脾约证乎？然以麻仁丸治之，效而不速。经云：燥胜则地干，火胜则地固。今地道不通，如此非独燥胜，直是火胜矣。非独干之谓，直是固之谓矣。所以润药虽行，其坚如故。且以大肠回薄间阻隔水道，则并泾溲不行，而腹部之胀满不可耐，甚至不能饮食。此则脾家实，腐秽当去，而不去为害滋大。爰仿硝蜜法，蜜一两，硝半之。而蜜之甘又不利于脾之实，遂亦独用元明粉一味，不用大黄，且不用槟、枳，亦得无坚不破，无积不摧。服此越两时许，宿垢尽化。而下此一日中，必有一餐饭不如常。仅以糜粥养之，至第二餐则饮食倍进，精神顿爽。此即速去病实，不使体虚之要道也。若迁延坐待，真气一衰，则不可为矣。由是以思经言：水谷入口，则胃实而肠虚；食下，则肠实而胃虚。肠胃互为其虚实，仅当留水谷三斗五升，故平人日再后则不病。盖以魄门为五脏使，传导失职则使道闭塞而不通，不通则肠实，肠实则胃不得虚，不虚则不能受食。不益可见人身有以虚为贵者乎？上年火燥司天，病此者多，不独余也。今年已转湿寒，此证遂少。而以之治燥，则其足以软坚者，正不必为司天围也。余于元明粉两得其力，是不可以不记癸未夏日。（《世补斋医书·文·卷十六·自记治验两则》）

按语：陆懋修患便秘，起初认为是脾约证，用麻仁丸治之，效而不速。后思《内经》"燥胜则地干，火胜则地固"之旨，知地道不通，非独燥胜，更有火胜，是以治之以润难解，遂仿用硝蜜法。然陆懋修又考虑蜜之甘又不利于脾之实，遂独用元明粉一味攻实泻火而愈。

3. 温热

余于癸亥仲夏在沪上患温热，诸恶具备，不省人事者，几半月余。子润庠求治已遍，思惟大承气一服或有生机，然持而未敢决也。赖吾友胡君

渭滨赞成之，始获愈。而方中有元明粉。(《世补斋医书·文·卷十六·自记治验两则》)

按语：另在《世补斋医书·文·卷七·哕逆有冷热两种说》中载："余于同治癸亥在上海病，中见哕不省人事者旬日，余子润庠以大承气一服得生。"按其所述似为同一案例。证见哕为胃热腑实气逆，甚则见不省人事为腑气闭阻之故，是以当用急下通腑之法。方中玄明粉味辛咸，此能润燥而软坚，性寒能泄热，合大黄、枳实、厚朴为大承气汤，一则可泻去温热邪气，一则可急下存阴。

4. 中风

上年壬午九月十五日，车行道上忽为邪风中伤，右手食指越日痛作，甚剧臂不得举。自用喻嘉言祛风至宝膏，减小其制，而方中亦有元明粉。接服四剂，始渐向愈。然且一两月不能握管。若依陈修园一用黄芪五物，以血痹虚劳之治，治真中风，则病当何如？余于元明粉颇有缘也，不足为外人道也。(《世补斋医书·文·卷十六·自记治验两则》)

按语：陆懋修自患中风，用祛风至宝膏而愈。祛风至宝膏是喻嘉言在防风通圣散的基础上加入补气血、除热、祛风之品防风、白术、芍药、芒硝、石膏、滑石、当归、黄芩、甘草、大黄、连翘、川芎、麻黄、天麻、荆芥、山栀子、熟地黄、黄柏、桔梗、薄荷、羌活、人参、全蝎、细辛、黄连、独活等药物组成。其方表里通治，功专治诸风热。陆懋修谓其方"以清火为主，佐以祛风"。其认为人身无内风不招外风，无内火不起内风，风由于火，火又生风，风火交扇，风为标而火为本。是以用祛风至宝膏"清火以治本，而祛风以治其标"。方中，芒硝善泻实热，为陆氏所独重。

综观以上四案，不同的疾病，若病机相同，或在其发展过程中出现了同一性质的证候，可用同一种方法治疗，即异病同治。以上眼疾、脾约、温热及中风四案皆用玄明粉，或取其清热涤秽以明目，或取其软坚润燥以通腑泄热，或取其泻下给热邪以出路，皆都有着共同的"火热"病机，若非实热燥结者不宜服。

（二）其他治验——温热类疾病案

1. 湿热遘疾

咸丰己未（1859），泾阳张文毅公督兵皖江，军事旁午，以湿热遘疾，群医震惊不能疗，九芝故出公门下，飞骑千里，招致军中，进数剂，立瘥，文毅德之，优礼而归。（《世补斋医书》袁兰升序）

按语：湿热证治，可见其效。但具体辨治不详。

2. 结胸热实

今中丞太康刘公，于辛酉令（1861）上海时，得结胸证，以时方玄参、麦、地，濒于危，九芝视之，贡以枳、朴辈，数服即解。（《世补斋医书》袁兰升序）

按语：结胸实证，误治以养阴，致病情近于危笃。陆懋修以枳实、厚朴陷下其气而解。

3. 温病哕逆

余友青浦胡海霞明经亦见此证（哕逆），于温病中飞艇延治，至则医已连进丁香，且议投肉桂矣。余曰：此证必见五臭全，方可活。谓臭汗、臭痰、臭屎、臭尿及放空亦臭也。乃仅予以芩、连、丹、芍，少佐元明粉，而未及三日，五臭已全，病若失。（《世补斋医书·文·卷七·哕逆有冷热两种说》）

按语：哕有胃风胃火之哕，有因病致虚之哕。陆懋修曰：仲景时之哕，多得之极吐汗下，属冷者多；今则每由失汗失下得之，故属热者多。热哕，胃中邪实，气逆为呃，主清法、下法。

4. 温热阳极似阴

家君适于壬午（1883）夏病热，喜立日中，且恶凉饮，脉则皆伏。群医咸谓为三阴证，慈未之敢信也。质于师，师惊曰：此温热之大证，阳极似阴者也，误用辛热必殆。乃迭进芩、连、膏、黄辈，十余剂而热象大显，石膏用至斤许，病乃渐退。窃思此疾当畏寒脉伏时，谁则知其为大热者？若非家君早令习医，受吾师至教，鲜克济矣。（《世补斋医书·文十六卷》濮贤慈跋）

按语：喜立日中、且恶凉饮、脉则皆伏皆似阴证，却是温热热极似寒、真热假寒之证，若误用辛热势必致病情危笃。陆懋修用芩、连、膏、黄等寒凉之剂撤其热，病渐愈。

5. 温病实热

今年春（1886），（保）病温，群医束手，先生以大承气汤下之，一药而霍然。保年七十矣，栀芩苦寒也，朴黄峻下也，乃力排众议，毅然行之，非有真知灼见，不惑于补阴补阳之说者，曷能若此。（《世补斋医书》陆崇保序）

按语：陆崇保年已七十，病温，医家虑其年老体衰畏惧寒凉克伐，更恐伤其正，考虑用补则又恐助邪，以致束手无策。而陆懋修力排众议，断然运用大承气汤，一下而愈，其辨证之精准、胆识之过人，可见一斑。

6. 述评

以上几则医案，多为温热治验，陆懋修以阳明清法、下法取效，其善用经方治疗温热病确有独到之处，其医术之精专亦可窥得一隅。其弟子方连轸谓："每见吾师用药，必先分经辨证，而于阳明病尤应手立效。"其言不虚。

对于陆懋修的医术，潘霨在《世补斋医书·序》赞曰："病者遇之，轻病不知其何以已也，重病不知其何以活也。"袁兰升为"序"则言："治无不效，效无不速。"这些评价虽是溢美之词，但也绝非浮夸。陆懋修寓居吴江县黎里镇时，"求医就诊者无虚日"（《黎里续志》）即是最好的证明。陆懋修虽无诊籍传世，但其突破时弊拯危救急的经验已经上升为医学思想贯穿于其著作之中，值得我们深入发掘和吸取其精华，以为今用。

四、方药辨析

（一）辨药

陆懋修在《世补斋医书·文·卷五》中，旁征博引并结合自己的临证体悟，对葛根与桂枝、麻黄，犀角与升麻、石膏、大黄等几味药物进行辨析。

1. 辨葛根与桂枝、麻黄

（1）葛根、桂枝辨

陆懋修总结仲景《伤寒论》葛根、桂枝之用，认为葛根主阳明温病，桂枝主太阳中风。具体而言，即恶寒而有汗用桂枝，不恶寒而有汗且恶热者用葛根。阳明之葛根，犹太阳之桂枝，均以达表之用，如桂枝汤、葛根芩连汤，而葛根黄芩黄连汤中之芩、连，则尤似桂枝汤中之芍药，用以安里。陆懋修更总结指出："桂枝协麻黄治恶寒之伤寒，葛根协芩、连治不恶寒之温热。其方为伤寒、温热之分途。"

（2）葛根、麻黄辨

伤寒用药以辛温，温热用药以辛凉。桂枝辛温为太阳伤寒之要药，葛根辛凉为阳明温热之要药。陆懋修以徐之才"十剂"之"轻可去实"，论麻黄、葛根之用。其论曰："麻黄之轻扬，可去伤寒之实。葛根之轻扬，可去温病之实"；"欲去太阳之实，非辛温之麻黄不可；欲去阳明之实，非辛凉之葛根不可"。

2. 辨犀角与升麻、膏黄

（1）犀角与升麻辨

医有谓"如无犀角，代以升麻"之说。也有谓升麻性升，犀角性降，升降悬殊，不可相互替代之说。陆懋修以临证实践得出结论，认为升麻与犀角性皆升，不同的是犀角以降为升，升降相因为用与升麻有着很大不同。犀角，酸苦咸寒，可入于里而达于表，即：其性降，可入于至幽至隐之地；又性外达，可拔内陷之邪升出于表。凡属三焦大热，诸见恶血及阳毒发斑色紫黯者，为犀角所主。升麻，能升而不能入于里，其有透邪外达之功，而无拔邪外出之功。因此，欲达深陷之热邪外出，犀角不可代以升麻。凡属痘疹初起，喉痧初发及伤寒病温之里热未炽，宜先透达者，为升麻所主。若误投犀角则有引邪内入之虞。陆懋修更引聂久吾、韦君绣之论，指出表不解宜疏达向外者，不可以犀角引贼入室。

　　总之，二药共同之处在于升、透，不同之处在于犀角能升更能降入于里，能透更能清，可以清透内陷之热邪。因此，"如无犀角，以升麻代之"之论不可奉为教条。

（2）犀角与石膏、大黄辨

　　陆懋修认为，《伤寒论》六经并重，而风寒温热之病以阳明为渊薮，其方亦以阳明为扼要。阳明之方以白虎汤、承气汤为主方，方中又以石膏、大黄为主药。陆懋修指出："凡属胃病，无不以此二药而愈。"针对当时温热之病宜清宜下时便用犀角的流弊，指出犀角为心药，其用当以心病神昏为辨；《伤寒论》中，神昏之证皆系于阳明证条下，是属胃热神昏，而非心病，因此宜以石膏、大黄清胃热。基于此，其对神昏之证进行了辨别，强调神昏证不专属于心，神之昏不昏在乎胃之清不清。其以《素问·热论》《金匮要略》经典之论为据，指出阳明为十二经脉之长，其血气盛，邪气入于胃腑，其气壅遏热结，即不识人。更引裴兆期之论曰："人谓神昏之病原于心，心清神乃清。余谓神昏之病原于胃，胃清神乃清。"更如酒醉之人神昏言语无论、饱食填息之人一时神昏眷乱及痰塞之人神昏而瞑眩无知等，均在于胃而非关于心，则知"神昏之为病全属于胃，即知神昏之用药决不在心。"基于此，陆懋修认为，神昏属胃，犀角亦属胃药。石膏、大黄、犀角三者均属胃药，其区别在于：石膏清阳明经热，大黄清阳明腑热，犀角清阳明血热。可见，病必涉血，方可用犀角；心主血，亦即病涉于心方可用犀角，不可早用而领邪归心。

病至神昏，每多见狂言妄语，甚者如见鬼状。《神农本草经》载石膏"除邪鬼"、大黄"安和五脏"，即以石膏、大黄治疗阳明神昏之明证。石膏能清阳明经热，经热清则如邪鬼状自除；大黄能清阳明腑热，腑热清则五脏自安。故大黄、石膏，主热在胃家。而犀角之除邪热，是热在血室。因此，神昏一证，主治在胃，以石膏、大黄为主药；膏、黄不能愈，而热入心包、既入血室者，必用犀角。

3. 辨附子、人参

附子通行十二经，有温阳救逆之功，仲景回阳救逆诸方均以之为用。陆懋修认为，附子有补阳之大力，亦以其为破阴补阳之要药。其在《世补斋医书·文·卷五·附子补阳人参补阴说》一文，论曰："仲景真武汤、四逆汤、通脉汤、白通汤，皆以附子通行十二经，为斩关夺隘之计，以救垂危，而方皆不以附子名。独至附子汤，一用人参，而反以附子名其方者，何也？以方中有补阴之人参在，恐后世反轻附子而重人参，故特名附子汤，以示所重仍在附子之补阳，不即可见补阳之药惟附子足以当之，而非人参之任乎。"

对于人参之用，陆懋修认为，人参补气，不足以补气之阳，但足以补气之阴。如仲景方新加汤、小柴胡汤以人参和阴，白虎汤、竹叶石膏汤则是以人参救阴，附子理中汤、吴茱萸汤等刚燥之剂用人参养阴以配阳。另外，陆懋修更总结指出："仲景之于人参，半为欲行汗下，恐伤津液，故必加以扶助。半为汗下之后，津液已伤，故必施其救援。无非以阴济阳之妙。陆懋修之说，纠正了人参补气等于补阳的认知误区，彰显了人参补阴之偏功。实际上，人参补气，有补阴之功，亦有补阳之效，其论又不免失之偏颇。

（二）论方

1. 三阳表里方

陆懋修在《世补斋医书·文·卷五·葛根黄芩黄连汤解》中指出，太阳、阳明、少阳均有表里证，太阳有大青龙汤、少阳有小柴胡汤、阳明有葛根芩连汤，三者表里各不同，但解表、清里的法则却是一样的。其论曰："阳明之有葛根芩连汤也，犹太阳之有大青龙，少阳之有小柴胡也。太阳以桂、麻解表，石膏清里；少阳以柴胡解表，黄芩清里；阳明则以葛根解表，芩、连清里。表里各不同，而解表、清里之法则一。太阳证有表里，青龙汤皆主之。少阳证有表里，柴胡汤皆主之。若阳明证而有表里，则此汤皆主之。"

陆懋修有鉴于太阳不废青龙汤，少阳不废柴胡汤，而葛根芩连一方独见遗于阳明，医家不以之为阳明主方，常见下利才用，不下利即不用，而其方功用却并非如此狭窄，故广申其用。指出："孰知此方之所用者宏，而所包者广乎。方中芩、连二物，非独仲景黄芩汤、黄连汤、诸泻心汤皆本于此，即后世升麻葛根汤、柴葛解肌汤之类，虽似变局，亦皆不外此方之成法。凡由太、少阳陷入阳明为阳邪成实之证，不论有下利无下利，皆以此方为去实之用。"

2. 驱阴回阳四方

真武汤、四逆汤、通脉四逆汤及白通汤，均有回阳救逆之功，主病入脏而为纯阴无阳之证，但四方各有所侧重。陆懋修提纲挈领总结其方特色，认为真武汤补助阳气，四逆汤运行阳气，通脉四逆汤通达内外之阳气，白通汤宣通上下之阳气。故阳气衰微，不能内固主以真武汤；阳气退伏，不能外达者，主以四逆汤；阴盛于内，格阳于外者，主以通脉汤；阴盛于下，格阳于上者，主以白通汤。其论曰："前人于四方即各有方解，而余复为合论之曰：阳气衰微，不能内固者，主以真武；阳气退伏，不能外达者，主以四逆；阴盛于内，格阳于外者，主以通脉；阴盛于下，格阳于上者，主以白通。是故真武汤补助阳气者也，四逆汤运行阳气者也，通脉汤通达内外之阳者也，白通汤宣通上下之阳者也。于此既明，然后进而求之。四逆但能益阳，必加葱白乃能通阳；白通但能通阳，必加胆汁乃能入阴。如此分别，一方自有一方之用，不可移易假借。"（《世补斋医书·文·卷五·真武、四逆、通脉、白通四方合解》）

3. 女科生化汤

生化汤出自《傅青主女科·产后编上卷》。其方组成为当归（八钱）、川芎（三钱）、桃仁（十四粒，去皮尖，研）、黑姜（五分）、炙草（五分），有化瘀生新、温经止痛之功，是胎前产后要方。陆懋修对《傅青主女科》十分推崇，对其书做了重订，对生化汤进行专题论述。方中川芎、当归二药合为佛手散，治妇人胎前产后诸疾，如佛手之神妙。陆懋修曰："凡胎前产后，彻始彻终，总以佛手散芎、归二物为女科要药。"同时，陆懋修也明确指出，产后宜补气血，不必妄补，去瘀血则新血自生化，是为补。方中炮姜量轻，是借以为行气之用，助芎、归、桃仁以逐瘀生新，而甘草补之。不可以其为温补之用，而以干姜、生姜、肉桂、附子、吴茱萸等掺入。

陆懋修

后世影响

一、历代评价

陆懋修《世补斋医书》刊行后，在民国时期流传颇广。新中国成立以前，丁甘仁等在上海创办上海中医专门学校，首任教务长赵吉浦先生，以陆九芝为近代经方大师，曾将其所著《世补斋医书》列入主要参考书。

陆懋修所作《世补斋医书》，也受到张山雷、恽铁樵、陆渊雷、章巨膺等近代医家的推崇。如张山雷采撷陆懋修论温热病、哕逆、黄坤载"贵阳贱阴"、程郊倩麦地治温、霍乱、论临证指南温热门席姓案等论进行了解读、评议和发挥，其更评价《不谢方》及《世补斋》为救时之良药；恽铁樵则就"伤寒、温病两家聚讼已数百年不能洞明源理"，作《温病明理》解其纠纷，其观点每采陆懋修"以寒统温"的阳明温热病说。受其影响，陆渊雷、章巨膺亦持如是观。如章巨膺谓："所著《世补斋医书》于温热病说理纯正。独排众异。伤寒温病真理未泯，赖有此书"。另外，其对于陆懋修从天时转变的关系，以运气学说来分析医学流派的不同理论亦颇为认同。

其亦有反对者，如章次公。章次公早岁肄业上海中医专校，后也曾追随陆渊雷习医，但其对于陆懋修医学思想的态度与陆渊雷大不相同。他认为陆懋修"以寒统温"的争辩，是没必要的门户之争，无益于学术的进步。因之，对陆懋修做了毫不客气的批评，以之为"妄人"，责其"直以齿牙胜人，然究其实则枵然无物者。"

无论正面评价，抑或是负面评价，陆懋修在学术方面的影响，还是集中在五运六气的大司天理论与阳明温热病两个方面。

二、后世发挥

（一）六气大司天与学术流派的形成

陆懋修提倡的六气大司天理论，从气候变迁的影响与中医学术流派的形成之间的关系为关注点，开启了人们思考中医学术流派形成的新视角。民国时期的医家章巨膺对此十分赞赏，他在 1960 年 11 月号《新中医》发表"宋以来医学流派和五运六气之关系"一文，对此进行了阐释。认为王朴庄、陆懋修提出的大气司天岁运循环之说是有一定道理的，尤其从天时转变的关系，以运气学说来分析医学流派不同理论的形成，很有创新性和学术价值。其指出："各家学派由于时代背景和生活环境不同而形成，可以说"地理""人事"为之因素，但是人们生活在大自然中，与天地相应，气候的转变自必影响人体疾病的形态，因此王朴庄、陆九芝等从天时转变的关系，以运气学说来分析医学流派不同的理论。不能因为科学所不能解释，就否认这些事实。既然证明一昼夜、一周年气候不同影响疾病，那么由小而推知大，六十年气候有变换，与疾病也有关系，不能说古人全是臆说。由此推论六十年一周环，气运更迭变换，是否真的有规律性，影响于疾病是否也成规律？暂时不能以科学来论证，但可考核各家历史年代，从这个学说中摸到线索。"（原载于《新中医》1960 年 11 月号）

章巨膺十分认同陆懋修运用六气大司天理论追踪历代名贤论著，认为不同学派的产生多符合大气的转变，但是"偶然有天灾人祸与生活习惯的交乘，失掉经常规律而为例外"。其中，小儿与人事关系极少，没有七情的内伤，只有六淫的外烁，所以能比较合于一般规律。是以"以小儿痘证而论，医者主治的方法或主寒凉或主温补，符合于岁运更为真确"。其更总结指出："王朴庄、陆九芝等以《内经》五运六气、司天在泉之学说来推论医学流派形成的缘故，言之成理，持之有故，可以进一步加以探讨。"

宋向元在"试论宋元学派产生的原因——对章巨膺先生'宋以来医学流派和五运六气之关系'提出几点意见"一文中，从不符合岁运转变的医家学派及按岁运推定的医家派别的归属及岁运历史年表的"推算"等问题着手，对"各家学派各随岁运气候应时产生"的观点提出了异议，认为学派的产生有多方面的原因，而根本原因在于中医药学术本身内部存在的矛盾。

对于这一问题的看法和争论一直延续到当代，杨威、于峥等学者认为，六气大司天标志着五运六气理论的成熟发展，历代百家争鸣的学术流派与医家见解变迁，或主动契合或客观暗合于"六气大司天"规律，存在着中医发展一致性的理论思维内核；而邢玉瑞则认为，中医学术流派的形成与演变有着复杂的医学、社会、文化、生态等多方面的原因，无论是六气大司天理论，还是气候的寒温变迁，都不可能是中医学术流派演变的决定因素，企图以此来说明中医学术流派的演变，甚或揭示所谓存在于中医学术流派发展历程中的内在创新动力，是徒劳无益的。

中医学术流派的形成是多方面原因共同作用的结果，可以从不同的角度、不同维度来看，任何单一的角度、因素都无法全面准确地说明其原因。然而，每个影响因素都有着不可替代的作用，每个角度看待问题都有着不同的意义。尽管我们不能确定大气变迁与医学流派的形成是否有内在的逻辑关系，但作为一条路径，是值得我们去探索的。

（二）外感热病"以寒统温"的思想

陆懋修"以寒统温"的思想，为民国时期的医家恽铁樵、陆渊雷等所推崇和推广，也因此而引发了中医界对于外感病寒、温的讨论和争鸣，在一定程度上推动了中医外感病理论的发展。

1. 恽铁樵

恽铁樵全面推崇陆懋修"以寒统温"的学术思想，认为温病不出《伤寒论》之外，在治疗上亦当以《伤寒论》为准；《伤寒论》方，辛凉不参以温药者，皆是治温病之方，而以葛根芩连汤为治伤寒系温病的主方。

和陆懋修一样，对于后世温病学派的学术观点，恽氏持反对态度。恽铁樵曰："九芝先生之反对叶派可谓热烈，而其崇拜《伤寒论》之坚定，亦迥非我辈后生小子所可几及者。"其对于温病学派的偏见和批评，措辞亦相当激烈，相较于陆懋修，其言辞之刻薄有过之无不及。如陆懋修对于温病大家叶天士并没有直接否定，而是将其理论观点归之于其门人再加以批判，至恽氏则毫不避讳的指出："九芝曲为辩护，犹是推崇前辈，稍存忠厚之道，然事理昭然，岂容讳饰。"其在《温病明理·卷三》中，毫不客气地指出："王孟英、吴鞠通、叶天士之书，疵谬百出，若欲一一纠正，叠纸等身，其说不能尽，吾则以为是喧宾夺主，不暇为也。惟三人之谬说，流毒于天下已如此，苟不能有精切简明之方法指示后来。则其黑幕总无从揭破，而流毒遂无有穷时。"是以节录陆懋修《世补斋医书·文十六卷》"论叶天士《临证指南·伤寒门》方""论《临证指南·温热门》席姓七案""再论'温邪上受，首先犯肺，逆传心包'十二字""再论'胃病有神昏，肺病无神昏'之理"之文，以证《温病条辨》《温热经纬》《临证指南医案》的谬误。

就核心观点而言，恽氏并不认可伏气温病理论，也更为直接地否定了温邪致病的病因观，认为伤寒才是一切外感热病的病因。其在《温病明理》一书中谓："温病者，热病也；热病者，伤寒也……冬之热病是伤寒，春之热病仍是伤寒，夏之热病、秋之热病依然是伤寒。故曰：凡热病皆伤寒之类也。是故谓春之热病伤于风，夏之热病伤于热，秋之热病伤于燥，长夏之热病伤于湿，无有是处"。至于伤寒有风温、暑温、湿温等不同的病名称谓，则"是因时令之异而兼六气之化，故命名如此。"这一观点，很明显与陆懋修的观点有所不同，使寒温之争又增添了新的争论点。

2. 陆渊雷

陆渊雷从学于恽铁樵，在学术上深受其影响，也反对温病学说，其为《章巨膺论伤寒》作序云："章君巨膺先从时师习温热之学，复从恽铁樵先生游，又习《伤寒》之学，深知温热之方有可用，温热之说不可从，遂与余为同志。"他在《伤寒论今释》中说道："温病之说，最缴绕而最无理，至今为中医学进步之大障碍……温热诸论，乃徒乱人意而已。鄙意，诚能审证用药不误，则伤寒家固能治温热，温热家亦能治伤寒。若斤斤于伤寒温热之异名异原异治，未见其有当也。温热家言论，罄竹难书。"

3. 祝味菊

对于温病学说，祝氏不甚认同，其在《伤寒质难》作"附辨温热病篇第十"专篇辨其误，但其态度已经不再如陆懋修、恽铁樵、陆渊雷般激烈地攻击、诋毁，而是已逐步向学术争鸣方向理性回归。如其综合中医传统的正邪说，并借鉴现代医学的认识，提出了伤寒辨证的"五种阶段"论：①太阳之为病，正气因受邪激而开始合度之抵抗；②阳明之为病，元气偾张，机能旺盛，而抵抗力太过；③少阳之为病，机能时断时续，邪机屡退，抵抗之力未能长相继；④太阴、少阴之为病，正气懦怯，全体或局部之抵抗力不足；⑤厥阴之为病，正邪相搏，存亡危急之秋，体工最后之反抗。祝氏认为，外感病的病理过程不出这五种阶段，温热乃伤寒之一种，即五段中的阳明病。其在《伤寒质难》中说："温热病者，病之偏于热也，即病者反应之偏于亢盛也，非实有温热之邪也。亢盛之反应，即五段中之阳明也。伤寒可以包括温热，而温热仅占伤寒之一格而已""陆九芝曰：'伤寒传入阳明，遂成温病。'其言是也。"

4. 柴中元

当代学者柴中元指出："陆九芝、恽铁樵、祝味菊等这一批被今人统隶于伤寒派的医家，和柳宝诒等温热派医家，在'医以叶说为宗，而举世同风'的历史条件下，不附和通论，不因循流俗，针对叶派学说，各抒己见，进行驳辩，提出了不少独到的新见解，大大丰富了中医对外感热病之研究，也推动了百家争鸣的开展，这在中国近代医学史上，无疑起到了积极的作用"。

5. 章巨膺

章氏师从恽铁樵，早年承其论，着力阐明陆懋修伤寒温病之理，辟除温病学说之"谬误"。如其在《温热辨惑·导言》中言："自清末吴门陆九芝氏深恶叶、吴之邪说。数为文驳斥其谬，反对至为激烈。其议论谓伤寒传入阳明，遂成温病。仲景治温病方法悉在伤寒阳明病篇中，可谓要言不烦。所著《世补斋医书》于温热病说理纯正，独排众异。伤寒温病真理未泯，赖有此书。"其对于温病的许多观点，即本之于陆懋修，如以广义、狭义概念论伤寒，认为仲景伤寒不专指伤寒一病，实包括一切因伤寒而热之病，"将温病剔出于伤寒论之外，另为之著书立论。谓仲景书详于治寒，略于治温。不见论中有芩连膏黄之方。怪诞荒谬，莫此为甚……论温而跳出伤寒范围，即是歧途。"再如，其认为热病皆从伤寒来，伤寒是病之初，温热是病之既，温病即是阳明病，即如其所论："直捷痛快说，温热病即为阳明证，可以解决许多缴绕问题。阳明证在《伤寒论》中，方亦不在《伤寒论》外。芩、连、膏、黄，仲景用以治阳明证，即用以治温热病。"此与陆懋修的观点完全一致。

然而，随着对温病的深入了解和临证实践，章氏逐步体会到温病学说的重要性，在晚年时对温病学的认识有了很大的转变，认为温病不仅不能与伤寒论学说对立，恰恰能羽翼伤寒论的不足。于是，不再倡导"以寒统温"，而是主张将二者统一起来。如其在"统一伤寒温病学说的认识"（最早发表于1959年第3期《上海中医杂志》）一文中指出："在卅年前，我也片面的崇奉仲景，不同意叶、吴，这是在学习过程中最大的弯路……《伤寒论》为温病学说奠定了基础，而温病学说的成就乃是伤寒论的进一步发展，这是伤寒温病所以有条件统一起来的先决因素。在另一方面，因为这两种学说立论的思想方法是一致的，所以它们的基本精神亦是统一的，'六经'亦好，'三焦'亦好，'卫气营血'亦好，都是对热性病'辨证论治'的方法，都是在整体观点的概念下正邪形势的分析下，综合得出的规律，因此，它们都具有强大的指导实践作用……'伤寒学说是温病学的基础，温病学说是伤寒论的发展'，两者一炉共冶、融会贯通，才能在临床上应付裕如，若偏私狭隘的死守门户，不仅在认识上犯了片面主观的毛病，在治疗上便见捉襟见肘，穷于应付了。"

显而易见，章氏以开放、积极的态度看待温病学术的发展，已经实现了从"以寒统温"的主张向"寒温一统"学术思想的转变。而这种转变，也突出地代表了寒、温之争的最终走向。

6. 章次公

章次公"早岁肄业上海中医专校时，先师赵吉浦先生以陆九芝为近代经方大师，以其所著《世补斋医书》列入主要参考书；而先师曹拙巢先生更丑诋叶天士《临证指南医案》，禁门弟子寓目。既卒业，追随陆渊雷、徐衡之两先生，问业于余杭章太炎先生之门"。

章次公提倡"发皇古义，融会新知"，在对待外感病寒温的问题上也一样，并没有固守其师保守的观点。他主张寒温统一，提出温病学说是对《伤寒论》的发展，温病学的辨证与仲景六经辨证是"异曲同工"，主张寒温统一、经方与时方相结合，不应有门户之见。其论曰："叶氏之代表著作《温热论》，推断病情之演变，把握体质之强弱，举营、卫、气、血四字为纲领，其归纳证候之方法，凭藉客观的事实，固与仲景之划分六经，异曲同工者也……治伤寒者，固不能舍仲景书，然徒守仲景一家之言而无视他人，则治伤寒者，岂南阳一帙外，晋唐以后之方书，并可付之秦火矣！故吾尝谓陆氏医论，始终不出学究评文之气息，虽欲轩之，亦仅守一先生言之经生僻见而已。"

对寒温之间的争辩，章氏则认为是没必要的门户之争，无益于学术的进步。其中，对于陆懋修固持"以寒统温"的一隅之见，抨击温病学派的做法更是十分反感，做了毫不客气的批评。指出："攻讦叶氏《温热病》最丑恶的，要算陆九芝了。他在《世补斋医书》中，根据唐大烈《吴医汇讲》中的《温证论治》小引说，确信其门人顾景文，随叶氏在洞庭湖船中所语的笔录，便以为是顾氏所伪托，这真是厚诬古人。""仲景之书，确是大经大法，有启迪后人的作用。清代叶天士等总结前人的理论与经验，阐发温病学正是对《伤寒论》的发展。惜乎宗仲景者，每歧视清代温热家言，而温热家亦诋毁经方，互相水火，历三百年而未已，其实均门户之见而已""清代伤寒温病之争，历数百年而未已，如驴转磨，如蝇攒纸，其无补于医药之进步，可断言也。学如积薪，后来居上，此学术进化之公例也。"

学术的传承与发展，经常伴随着不同学术主张的交流、碰撞甚至是学派之间的论战，对学术进步往往具有积极的意义。然而，学术争鸣中往往又会有攻讦甚或诋毁，皆是门户观念滋生偏见而引起的，却确如章次公先生所说，是无补于医药之进步的。

从以上言论可以看出，章氏对于温热学说的发展及其与仲景伤寒之间的关系的评价是较为客观的，是寒温走向统一的最具代表性的观点。其对于学术争鸣中的负面现象——门户之见，提出的批评，有如棒喝，对于寒温学术的交融、统一起到了积极的影响。

综上所述，陆懋修精研《内经》《伤寒论》，更承家学并得王朴庄之真传，阐释《内经》奥义，发扬仲景伤寒之学、阐释阳明温病理论，发挥运气学说、阐发六气大司天理论，辨别温病、瘟疫，重定医书，对后世产生了一定的影响。其临证每以《内经》之理为据，以仲景之论为法，具有明显的传承特点及实用性，值得我们学习和借鉴。另外，陆懋修是一位个性鲜明的医家。他笔锋犀利，不随波逐流、人云亦云，揭露医药时弊不遗余力；与此同时，他对某些医家不同的学术观点及温病学的发展持强烈的否定态度，不免有厚古薄今、因循守旧之嫌。然而，瑕不掩瑜，其执着为学、为医，救世之苦心可鉴。

陆懋修

参考文献

［1］清·陆懋修.世补斋医书［M］.清光绪十年（1884）刻本.

［2］清·陆懋修.世补斋医书［M］.1912年上海江东书局石印本.

［3］清·陆懋修.世补斋医书［M］.台北：五洲出版社，2010.

［4］清·陆懋修.陆懋修医学全书［M］.北京：中国中医药出版社，1999.

［5］黄帝内经素问［M］.北京：人民卫生出版社，1963.

［6］难经［M］.北京：中国医药科技出版社，1998.

［7］神农本草经［M］.北京：科学技术文献出版社，1996.

［8］东汉·张仲景.伤寒论［M］.北京：人民卫生出版社，1987.

［9］鹖冠子（附提要）［M］.北京：中华书局，1985.

［10］金·刘完素.伤寒直格·伤寒标本心法类萃［M］.北京：人民卫生出版社，1982.

［11］金·刘完素.素问玄机原病式［M］.北京：人民卫生出版社，1956.

［12］明·汪石山.运气预览//汪石山医学全书［M］.北京：中国中医药出版社，1999.

［13］明·王肯堂.医学穷源集//王肯堂医学全书［M］.北京：中国中医药出版社，1999.

［14］明·绮石.理虚元鉴［M］.北京：人民卫生出版社，2005.

［15］清·吴又可.瘟疫论//温病八大名著［M］.北京：中国中医药出版社，1995.

［16］清·喻嘉言.尚论后篇//喻嘉言医学全书［M］.北京：中国中医药出版社，1999.

［17］清·傅山.傅青主女科［M］.上海：上海人民出版社，1978.

［18］清·叶天士．外感温热论／／温病八大名著［M］．北京：中国中医药出版社，1995.

［19］清·叶天士．临证指南医案［M］．上海：上海人民出版社，1976.

［20］清·薛生白．温病条辨／／温病八大名著［M］．北京：中国中医药出版社，1995.

［21］清·徐灵胎．慎疾刍言［M］．南京：江苏科学技术出版社，1984.

［22］清·柳宝诒．温热逢源［M］．北京：人民卫生出版社，1959.

［23］清·谢元庆编．良方集腋［M］．北京：人民卫生出版社，1990.

［24］清·戴天章．广温热论［M］．北京：人民卫生出版社，1992.

［25］清·王子接著，赵小青点校．绛雪园古方选注［M］．北京：中国中医药出版社，1993.

［26］清·黄元御．黄元御医学全书［M］．北京：中国中医药出版社，1996.

［27］清·黄元御著，孙洽熙校注．四圣心源［M］．北京：中国中医药出版社，2009.

［28］清·王清任．医林改错［M］．北京：人民卫生出版社，1991.

［29］清·刘时觉．四库及续修四库医书总目［M］．中国中医药出版社，2005.

［30］中国文史出版社编．二十五史·卷十五·清史稿·下．北京：中国文史出版社，2003：2487.

［31］张锡纯著，河北新医大学《医学衷中参西录》修订小组修订．医学衷中参西录［M］．石家庄：河北人民出版社，1957.

［32］张寿颐著，浙江省中医管理局《张山雷医集》编委会编校．张山雷医集［M］．北京：人民卫生出版社，1995.

［33］张山雷．张山雷医话医案［M］．天津：天津科学技术出版社，2010.

［34］恽铁樵．恽铁樵医书合集（上）［M］．天津：天津科学技术出版社，

2010.

［35］祝味菊.伤寒质难［M］.福州：福建科学技术出版社，2007.

［36］陆渊雷.伤寒论今释［M］.北京：学苑出版社，2008.

［37］章巨膺.章巨膺论伤寒［M］.上海中医药大学出版社，2009.

［38］朱良春.章次公医术经验集［M］.长沙：湖南科学技术出版社，2002.

［39］谢观著，余永燕点校.中国医学源流论［M］.福州：福建科学技术出版社，2003.

［40］秦伯未著，吴大真、王凤岐辑.秦伯未医文集［M］.长沙：湖南科学技术出版社，1983.

［41］方药中，许家松.黄帝内经素问运气七篇讲解［M］.北京：人民卫生出版社，1984.

［42］柴中元.热病衡正［M］.浙江省上虞县科学技术协会，浙江省上虞县卫生局，1984.

［43］邓铁涛著，邓中炎等编.邓铁涛医集［M］.北京：人民卫生出版社，1995.

［44］程士德.内经讲义［M］.上海：上海科学技术出版社，1984.

［45］朱良春.医学微言［M］.北京：人民卫生出版社，1996.

［46］刘渡舟.伤寒论临证指要［M］.北京：学苑出版社，2003.

［47］中国医学百科全书编辑委员会编，李经纬，程之范主编.中国医学百科全书·七十六·医学史［M］.上海：上海科学技术出版社.1987.

［48］黄树则.中国现代名医传（一）［M］.北京：科学普及出版社，1985.

［49］钱超尘.内经语言研究［M］.北京：人民卫生出版社，1990.

［50］中国医籍大辞典［M］.上海：上海科学技术出版社，2002.

［51］张学群等.苏州名门望族［M］.广陵书社，2006.

［52］方春阳.中国历代名医碑传集［M］.北京：人民卫生出版社，2009.

［53］姜春华，姜光华.历代中医学家评析［M］.上海：上海科学技术出版社，2010.

［54］原市晋祠博物馆，太原傅山研究会.纪念傅山国际学术论文集［M］.北京：中华书局，2011.

［55］章次公.陆九芝临证指南温热门席姓七案书后［J］.新中医，1952，（1）.

［56］葛明江.我对陆九芝错误批判叶氏温病立论观点的分析［J］.哈尔滨中医.1965，（8）.

［57］王异凡.《不谢方》释评［J］.山东中医杂志，1982，（3）：129-131.

［58］王异凡.《不谢方》释评（续一）［J］.山东中医杂志，1983，（1）:2-4，17.

［59］邵宝仁.陆九芝《温热病说》书后——论温病多属外因及伏气病因的辨正 // 张山雷先生遗著选载［J］.浙江中医学院学报，1983，（2）：42-43.

［60］杨宇.陆九芝用葛根芩连汤治疗温病刍议［J］.1983，9（2）：3-6.

［61］沈仲圭.论陆懋修"阳明为成温之薮"［J］.中医杂志，1984，（3）:4-6.

［62］沈敏南.陆懋修伤寒学术思想探讨［J］.山西中医，1987，8（8）:8-11.

［63］聂广.评郭雍与陆九芝论"伤寒有五"［J］.上海中医药杂志，1987，（11）：41-42.

［64］任渭丽.《内经运气表》述要［J］.现代中医药，1988，（3）：12.

［65］张浩良.浅谈陆九芝在伤寒与温病方剂学方面的阐发［J］.天津中医药，1990，（5）：29.

［66］蓝益明，丁光迪.试论陆懋修对伤寒学的贡献［J］.中医药学报，1991，（6）：11-14.

［67］王异凡.《不谢方》释评（续二）［J］.山东中医杂志，1996，15（7）：321-322.

［68］王异凡.《不谢方》释评（续三）［J］.山东中医杂志，1996，15（8）：381–382.

［69］王异凡.《不谢方》释评（续四）［J］.山东中医杂志，1996，15（9）：422–423.

［70］王异凡.《不谢方》释评（续五）［J］.山东中医杂志，1996，15（10）：470–471.

［71］王异凡.《不谢方》释评（续六）［J］.山东中医杂志，1996，15（11）：520–521.

［72］王异凡.《不谢方》释评（续七）［J］.山东中医杂志，1996，15（12）：572–573.

［73］王璟.试论陆懋修的学术思想与成就［J］.天津中医学院学报，1999，18（3）：1–3.

［74］何任.试论陆九芝的温病学术思想［J］.浙江中医学院学报，2001，25（5）：19–20.

［75］高新彦.《内经难字音义》述要［J］.中医文献杂志，中医文献杂志，2002，（1）：27.

［76］江克明.陆九芝的"老年治法"［J］.求医问药，2003，（10）：36–37.

［77］陈瑜，许敬生.简论清代五位著名医家在《内经》训诂方面的成就［J］.江西中医学院学报，2005，17（4）：30–32.

［78］陆咸.陆氏三代儒医［J］.苏州杂志，2006，（1）：78–79.

［79］朱良春.析章次公先生评论清代医家的几句话［J］，中医药通报，2007，（6）：3–4.

［80］张再良.纠偏补世还须古法［J］.陕西中医，2007，28（9）：1270.

［81］景月华，张志斌.清代寒温论辩之研究［D］.北京：中国中医科学院，2007.

［82］武冰，郝万山.寒温统一论学术源流考辨［D］.北京中医药大学，2008，5.

［83］杨威，于峥，刘寨华.基于"六气大司天"的中医学术流派创新规律认识［J］.北京中医药，2009，28（3）：198-200.

［84］韩雪梅，张宏瑛.试析陆懋修从阳明论治温病之特色［J］.浙江中医杂志，2009，44（8）：547-548.

［85］邢玉瑞.六气大司天理论的形成与现代研究述评［J］.江西中医学院学报，2010，22（1）：1-8.

［86］周国琪，李海峰，等.浅析陆懋修对《内经》运气病证研究的贡献［J］.中国中医基础医学杂志，2012，18（6）：584，587.

［87］于峥，魏民，等.陆懋修学术思想探究［J］.中医杂志，2013，54（1）：85-86.

［88］张立平.浅谈陆懋修医学思想的学术渊源［J］.中国中医基础医学杂志，2014，20（1）：23-24，46.

［89］苏州市地方编纂委员会办公室，苏州市档案局编.吴中名医录：187.

［90］方药中.评伤寒与温病学派之争.中医杂志［J］，1984，25（2）：4.

汉晋唐医家（6名）

张仲景　王叔和　皇甫谧　杨上善　孙思邈　王　冰

宋金元医家（18名）

钱　乙　成无己　许叔微　刘　昉　刘完素　张元素
陈无择　张子和　李东垣　陈自明　严用和　王好古
杨士瀛　罗天益　王　珪　危亦林　朱丹溪　滑　寿

明代医家（25名）

楼　英　戴思恭　王　履　刘　纯　虞　抟　王　纶
汪　机　马　莳　薛　己　万密斋　周慎斋　李时珍
徐春甫　李　梴　龚廷贤　杨继洲　孙一奎　缪希雍
王肯堂　武之望　吴　崑　陈实功　张景岳　吴有性
李中梓

清代医家（46名）

喻　昌　傅　山　汪　昂　张志聪　张　璐　陈士铎
冯兆张　薛　雪　程国彭　李用粹　叶天士　王维德
王清任　柯　琴　尤在泾　徐灵胎　何梦瑶　吴　澄
黄庭镜　黄元御　顾世澄　高士宗　沈金鳌　赵学敏
黄宫绣　郑梅涧　俞根初　陈修园　高秉钧　吴鞠通
林珮琴　章虚谷　邹　澍　王旭高　费伯雄　吴师机
王孟英　石寿棠　陆懋修　马培之　郑钦安　雷　丰
柳宝诒　张聿青　唐容川　周学海

民国医家（7名）

张锡纯　何廉臣　陈伯坛　丁甘仁　曹颖甫　张山雷
恽铁樵